Como Ter Sucesso na Profissão Médica
MANUAL DE SOBREVIVÊNCIA

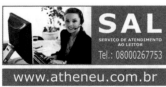
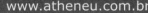
 Facebook.com/editoraatheneu Twitter.com/editoraatheneu Youtube.com/atheneueditora

Como Ter Sucesso na Profissão Médica

MANUAL DE SOBREVIVÊNCIA

5ª Edição

Mário Novais

Médico.
Professor Adjunto de Pediatria da
Universidade Federal do Rio de Janeiro, UFRJ.
Diretor do Hospital Daniel Lipp.
Diretor do Hospital Barra Day.
Acadêmico da Academia Brasileira de Administração Hospitalar.
* Site: *www.widoctor.com.br*
* E-mail: *mario.novais@uol.com.br*

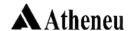

EDITORA ATHENEU

São Paulo — Rua Jesuíno Pascoal, 30
Tels.: (11) 2858-8750
Fax: (11) 2858-8766
E-mail: atheneu@atheneu.com.br

Rio de Janeiro — Rua Bambina, 74
Tel.: (21) 3094-1295
Fax: (21) 3094-1284
E-mail: atheneu@atheneu.com.br

Belo Horizonte — Rua Domingos Vieira, 319 — Conj. 1.104

CAPA: Paulo Verardo
PRODUÇÃO EDITORIAL/ DIAGRAMAÇÃO: Fernando Palermo

Dados Internacionais de Catalogação na Publicação (CIP)
(Câmara Brasileira do Livro, SP, Brasil)

Novais, Mário
    Como ter sucesso na profissão médica: manual de sobrevivência / Mário Novais. -- 5. ed. -- São Paulo: Editora Atheneu, 2014.

    Bibliografia.
    ISBN 978-85-388-0592-2

    1. Medicina como profissão 2. Sucesso profissional I. Título.

CDD-610.69
14-12019   NLM-W 021

Índices para catálogo sistemático:
1. Profissão médica: Sucesso: Ciências médicas   610.69
2. Sucesso: Profissão médica: Ciências médicas   610.69

NOVAIS, M.
Como Ter Sucesso na Profissão Médica – Manual de Sobrevivência – 5ª edição

©Direitos reservados à EDITORA ATHENEU – São Paulo, Rio de Janeiro, Belo Horizonte, 2015.

AGRADECIMENTOS

Aos Meus Pais: Moacir e Gilda

À Minha Esposa: Lucilêda

Aos Meus Filhos: Paula, Gustavo e Eduardo

Aos alunos da Disciplina Eletiva de Administração de Clínicas e Consultórios da Faculdade de Medicina da UFRJ

Apresentação

Hoje em dia, a prática médica transcendeu o ato nada simples de atender ao doente. As grades universitárias convencionais não contemplam a discussão de como obter o sucesso profissional.

O médico precisa, cada vez mais, conhecer seu mercado, entender sua população-alvo, escolher cuidadosamente seu local de atendimento, estruturar seu consultório e divulgar os seus serviços.

O melhor aproveitamento do tempo, a importância do pensamento positivo, a organização no trabalho, a postura profissional e a análise das ideias, antes de serem implementadas, são conhecimentos transmitidos neste livro, que nos poupa a árdua tarefa de aprender com nossos próprios erros.

O Curso de Administração de Clínicas e Consultórios do Prof. Mário Novais, agora transformado em livro, discute a administração de maneira simplificada, direcionada ao médico com um único objetivo: o de formar profissionais com uma visão positiva, porém realista do mercado, e fornecer meios de administrar sua carreira sob todos os aspectos, inclusive ensinando a equilibrar a vida pessoal com a profissional.

Na nossa opinião, um livro indispensável...

Eduardo Viana de Carvalho
Frederico Lucas
Gustavo Paulon
João Gustavo Duarte
Leonardo Kalab
Luis Felipe Pary
Mauro Pinheiro
Rodrigo Azambuja
(Ex-alunos da Disciplina Eletiva de
"Administração de Clínicas e Consultórios"
da Faculdade de Medicina da UFRJ)

Prefácio à 5ª edição

A medicina é uma profissão que exige longo treinamento, muito estudo e dedicação. O conhecimento técnico está nos livros mas fará melhor uso dele os que tiverem uma formação humanística e uma visão despreconceituosa da vida.

O sucesso na profissão é consequência direta da satisfação do paciente e ocorrerá se houver, antes de tudo, uma boa relação médico-paciente, que precisa se sentir ouvido, acolhido e respeitado.

A presença forte e fundamental da tecnologia na prática médica desumanizou a relação, surgindo, entre os dois, os exames de imagens, genéticos e laboratoriais. O médico deixou de examinar o paciente para examinar resultados técnicos. A disputa que assistimos hoje, entre tecnologia e atenção ao paciente, não é boa, pois ambos são fundamentais para a medicina. Não há progresso médico sem instrumentos e não há boa relação médico-paciente sem atenção, escuta e o exame clínico cuidadoso.

Aquele que gosta do que faz e que consegue ser moderno sem perder a distância do paciente está no caminho do sucesso profissional.

Este livro será de grande auxílio ao jovem médico, pois traz informações, conselhos e orientações nos vários aspectos dessa maravilhosa profissão.

Paulo Niemeyer Filho

Prefácio à 4ª edição

Considero um privilégio e uma honra, enquanto professor de Pediatria, prefaciar essa 4ª edição do livro: *"Como ter sucesso na profissão médica – Manual de sobrevivência"*, de autoria do meu ex-aluno e colega pediatra Mário Novais.

Sinto-me orgulhoso, nessa tarefa nada simples, pelo grande peso na responsabilidade do seguimento às palavras dos renomados médicos Ivo Pitanguy e Adib Jatene e do fabuloso atleta Artur Coimbra – o genial ídolo Zico, que prefaciaram as três edições anteriores!

No dicionário Aurélio, o sucesso é traduzido como acontecimento, ocorrência, conclusão, resultado feliz; livro ou espetáculo que alcança grande êxito ou autor, artista etc., de largo prestígio e/ou popularidade. E, é dessa forma que percebemos esse livro, bastante útil aos leitores interessados no tema.

O conteúdo desta obra moderna é de suma importância e contribui na formação e atuação de um jovem médico, de uma forma holística. São abordados com clareza e objetividade, temas relevantes, como mercado de trabalho, marketing na área da saúde, convênios médicos, custos e lucro profissional, cobrança de honorários, formação de sociedades, escolha de empregos, postura e apresentação do médico etc. Esse conteúdo possibilita ampliar o aprimoramento médico e adequação à realidade da medicina atual.

Temos percebido no cotidiano, o entusiasmo expressivo de grande número de alunos interessados na Disciplina Eletiva de Administração de Clínicas e Consultórios, integrante da grade de matérias opcionais do curso médico. Creio que essa alta demanda, deve-se ao programa peculiar aliado ao criterioso empenho do professor Novais, constantemente preocupado com a formação mais ampla dos alunos de Medicina da UFRJ.

Certamente esta obra irá possibilitar muitos jovens médicos a compreenderem sutilezas e meandros da profissão, administrando melhor seu tempo e conduzindo bem sua carreira.

Com convicção, posso afirmar que novamente este livro, na quarta edição, fará parte de um grande número de bibliotecas e coleções, possibilitando leituras e consultas frequentes por muitos médicos brasileiros.

Parabéns, meu caro amigo! O sucesso é ser feliz!

Carlos Eduardo Schettino Azevedo

Prefácio à 3ª edição

Foi uma agradável surpresa o convite para prefaciar o livro *Como Ter Sucesso na Profissão Médica — Manual de Sobrevivência* que tem como autor o Dr. Mário Novais, em sua 3ª edição, já que estarei em companhias tão ilustres e honrosas, os expoentes da medicina, Drs. Adib D. Jatene e Ivo Pitanguy, que prefaciaram as duas edições anteriores. Embora me faltem atributos para avaliar uma obra literária médica, o conteúdo deste livro me parece de grande relevância na administração e na organização do dia a dia do médico. Penso que todo aquele que vai iniciar a sua carreira na área médica, incluindo a própria fase universitária, não deveria deixar de incluir em sua leitura este livro que, com certeza, passará a fazer parte de sua agenda diária com consultas constantes, sobretudo pelos conceitos que contém, relacionados com o próprio desenvolvimento da personalidade e com a formação do médico. Com certeza é uma obra muito útil, prática e direta, cujos inúmeros conceitos, acredito eu, não são exclusivos para a classe médica, já que podem beneficiar outras classes, sobretudo aqueles que estão iniciando suas carreiras e que poderão se beneficiar do excelente conteúdo deste livro. Desejo, ao autor, Dr. Mário Novais, para esta edição, o mesmo sucesso das duas edições anteriores.

Arthur Antunes Coimbra
(Zico)

Prefácio à 2ª edição

A Medicina enfrenta um paradoxo neste início de século XXI. Os recursos de diagnóstico, terapêutica medicamentosa e cirúrgica, as técnicas invasivas por mini-incisões, a diferenciação das especialidades e subespecialidades permitem não só precisão diagnóstica, mas tratamentos altamente eficazes, com sofrimento cada vez menor dos pacientes.

Por outro lado, grandes parcelas de população estão à margem desses avanços, sem possibilidade de acesso, com problemas enormes para o atendimento mais simples.

Nesse contexto, o médico encontra-se transformado em profissional assalariado, com vários empregos, desvirtuando os requisitos fundamentais da profissão, que são: o vínculo e a responsabilidade.

No momento em que se busca mudar o modelo assistencial, o livro do Dr. Mário Novais é oportuno, pois traz mensagem de otimismo para estudantes e médicos jovens em relação à profissão e ao papel dela dentro da Sociedade. Trata da postura profissional, da escolha de especialidades, incluindo vários conhecimentos sobre administração da carreira sem deixar de lado a busca do equilíbrio da vida pessoal com a vida profissional.

Estou certo de que o livro terá grande utilidade para o público a que se destine, estando o autor de parabéns pela importante iniciativa.

Adib D. Jatene

Prefácio à 1ª edição

A profissão médica, como todas as outras, reflete o seu tempo. Hoje não basta ter uma boa formação nas diversas áreas da medicina, nem apenas uma posição adequada no mercado de trabalho. As descobertas e inovações surgem em ritmo acelerado e de alcance global, redimensionando as fronteiras do conhecimento.

No seu livro *Como Ter Sucesso na Profissão Médica*, o Dr. Mário Novais sugere que no futuro próximo, o jovem médico terá que estar familiarizado com termos e conceitos que, até há pouco tempo, não faziam parte de sua formação universitária. Noções de administração, de marketing, de controle de finanças, entre outras, fazem parte de uma realidade que permeia inúmeras profissões liberais.

Com uma linguagem leve mas sem perder a característica de uma boa leitura, o Dr. Novais, oferece ao acadêmico e ao médico recém-formado um valioso guia, comentando sobre temas que dificilmente são abordados no currículo universitário.

É com muito prazer que apresento este livro que certamente será de grande utilidade para aqueles que pretendem dedicar sua vida à profissão médica.

Ivo Pitanguy

Sumário

PARTE I

Introdução 1

1. A profissão médica 9
2. O mercado de trabalho para o médico 19
3. A escolha da especialidade médica 31
4. O marketing na área da saúde 41
5. O relacionamento interpessoal do médico 53
6. O consultório médico 63
7. Responsabilidade civil do médico 75
8. Convênios médicos 85
9. Custos e lucro profissional 95
10. Cobrança de honorários 105
11. Como lidar com o dinheiro 115
12. Como avaliar novos negócios 127
13. A informática como ferramenta de trabalho 139
14. A interação da vida pessoal com a profissional 149
15. Como construir uma grande carreira médica 159

PARTE II

TÓPICOS ESPECIAIS IMPORTANTES NO INÍCIO DA CARREIRA MÉDICA

16. Formação de sociedades 173
17. Como escolher os empregos 183

18. Postura e apresentação do médico   191
19. Aprimoramento pessoal e profissional   201
20. Reflexão   209
21. Ambição   217
22. Atitudes positivas   223
23. Insistência   231
24. Inovação   239
25. Definição de objetivos   247
26. Dez sugestões para o sucesso profissional   255
27. Progressão profissional e pessoal   259
    Progressão financeira   261
    Progressão técnica   263
    Progressão pessoal   265
28. Anexo: Perfil das especialidades médicas   267
29. Casos especiais: Podem acontecer com você   283

INTRODUÇÃO

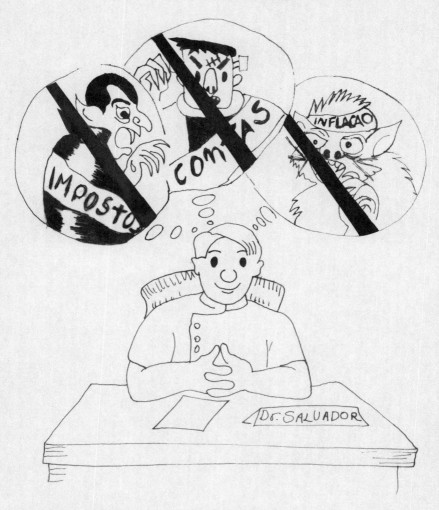

Saiba lidar com aspectos que não sejam somente os estritamente técnicos da sua profissão.

Introdução

A necessidade de sobrevivência durante o período em que cursava a Faculdade de Medicina empurrou-me precocemente para o mercado de trabalho.

Se por um lado foi penoso conciliar as exigências da Universidade com o emprego no Departamento de Processamento de Dados do Banco do Estado do Rio de Janeiro — Banerj, por outro isso me trouxe algumas experiências diferentes das que os meus colegas de faculdade tiveram.

Comecei a trabalhar no Banco quando estava iniciando o 3º ano da faculdade e no período inicial a adaptação foi muito difícil, porém com o passar do tempo fui me acostumando à dualidade de atividades: durante o dia os temas eram fisiologia, semiologia, pneumologia, cardiologia, farmacologia... e nas seis horas noturnas de trabalho no Banerj a linguagem mudava para duplicatas, promissórias, digitação, perfuração de fitas, balanços, ações, *software, hardware,* leitura óptica, leitura magnética, disco flexível e disco rígido, impressoras e CPUs.

Eram dois mundos totalmente distintos, com culturas diferentes e métodos muito pouco semelhantes de buscar resultados. Somente mais tarde consegui entender o quanto isso foi importante para o meu desenvolvimento profissional.

Ao término da faculdade abandonei o emprego do Banerj para me dedicar inteiramente à Medicina, contrariando a opinião de todos os amigos e familiares, que acreditavam que eu não deveria deixar um emprego concursado do Banco, para assumir um plantão em uma clínica pequena do subúrbio (até hoje tenho saudades da Clínica Barreiros, meu primeiro emprego como médico), onde o salário era aproximadamente cinco vezes menor do que o do Banerj.

No entanto, a esta altura eu já conseguia ter bem definido o objetivo de fazer sucesso na profissão médica. Foi uma das decisões mais acertadas da minha vida.

Depois veio o mestrado em Pediatria e com ele o emprego de professor da Universidade do Estado do Rio de Janeiro, paralelamente ao consultório particular que iniciei logo após a formatura.

O período que dediquei às atividades bancárias me trouxe muitos relacionamentos fora da área médica e me fez desenvolver uma visão profissional mais abrangente.

Atento às tendências do mercado e visualizando as oportunidades, que poderiam aparecer com a nova legislação que tornava obrigatória a contratação de médicos por empresas com mais de 100 funcionários, fiz a pós-graduação em Medicina do Trabalho, o que me propiciou ótimos empregos por algum tempo.

Esta passagem como médico do trabalho, desenvolvendo atividades dentro de empresas não médicas, também trouxe contatos e experiências profissionais muito importantes para a minha carreira.

O concurso para Professor da Universidade Federal do Rio de Janeiro veio realizar um sonho que é de todos os ex-alunos da UFRJ: permanecer na Faculdade onde se formaram numa condição que não seja a de aluno.

A visão um pouco mais empresarial, adquirida fora da Medicina, fez com que fosse abandonando os empregos, sem compaixão, a partir do momento que sentisse que eles não estavam agregando mais valor à minha formação científica.

Assim, os empregos da Clínica Barreiros, da Universidade do Estado do Rio de Janeiro, da Casa de Saúde São José, em Volta Redonda, e mesmo a situação de concursado do INAMPS no Hospital de Traumato-ortopedia foram abandonados, apesar da posição contrária de todos os amigos, para permitir que pudesse investir mais na minha formação profissional e conseguisse perseguir meus objetivos com mais tranquilidade.

Acreditando que o aprimoramento dentro da profissão era o caminho mais adequado num mercado que já se mostrava altamente competitivo, decidi paralisar as atividades de consultório, pedir licença na faculdade e ir para o exterior para obter novos conhecimentos e qualificações.

Os três anos que permaneci na Divisão de Neonatologia da Universidade de Miami, nos Estados Unidos, me trouxeram uma bagagem científica fenomenal, porém maior do que isso foi o ganho cultural obtido.

Na área científica, além dos conhecimentos técnicos, o aprendizado mais importante foi o reconhecimento da importância de pautar sempre as condutas médicas em critérios muito bem definidos, o que nem sempre é a prática em nosso País.

Na área pessoal, o contato com uma cultura diferente, a distância do Brasil e a saudade dos amigos e familiares fizeram-me amadurecer em três anos mais do que em todo o restante da minha vida.

É uma experiência que julgamos útil, talvez indispensável, para todos os médicos em algum momento de suas vidas.

Retornando ao País, a dificuldade de utilizar na nossa Universidade os conhecimentos técnicos obtidos nos EUA, o que deveria ser um fato altamente negativo, despertou-me um forte sentimento de motivação para direcionar uma parte do meu trabalho para a área administrativa, onde ocupei os cargos de Chefe da Divisão Assistencial e Chefe da Divisão Administrativa do IPPMG — Instituto de Puericultura e Pediatria Martagão Gesteira da UFRJ.

Como sempre acreditei que devemos fazer bem feito aquilo que estamos realizando, procurei aprimorar meus conhecimentos em administração de empresas, o que representou uma atualização dos conceitos adquiridos na época de trabalho no Banerj.

Assim, realizei vários cursos de pós-graduação em Administração de Empresas, Marketing, Administração Hospitalar e o MBA *(Master Business Administration)* executivo. Todos foram muito importantes na minha carreira como médico e administrador e, acima de tudo, me propiciaram relacionamentos com profissionais de outras áreas, que muito contribuíram na minha formação empresarial.

Se o meio universitário colocou vários obstáculos no meu regresso ao Brasil, não permitindo que utilizasse os conhecimentos tecnológicos apreendidos nos EUA, o setor privado recebeu-me de braços abertos e pude crescer na carreira médica neste segmento.

Os empregos médicos e administrativos foram se sucedendo e consegui manter sempre a mesma filosofia: não permanecer mais do que três anos em uma mesma situação. Desta maneira, deixei para trás alguns empregos cobiçados como a Chefia da UTI Neonatal do Hospital São Lucas, a Diretoria Executiva do Hospital Israelita Albert Sabin, a Chefia da UTI Neonatal e Pediátrica do Pronto-Socorro Infantil Lagoa, a Chefia da UTI Neonatal e Pediátrica do Hospital Adventista Silvestre e a Diretoria Executiva da Clínica São Carlos.

Esta variedade de cargos ocupados trouxeram-me grande experiência e maturidade profissional e acredito que foram extremamente importantes para a minha carreira, principalmente por me permitir lidar com culturas totalmente diferentes de cada uma destas empresas.

A realização do doutorado foi possível pela priorização do aprimoramento profissional, acima dos empregos e dos rendimentos financeiros.

Utilizando os conhecimentos teóricos adquiridos com os cursos de pós-graduação e a experiência obtida nas diferentes funções exercidas, passei a prestar consultoria em administração hospitalar e na implantação de sistemas de informática em serviços de saúde, o que aumentou ainda mais o meu contato com profissionais não-médicos.

Depois de passar alguns anos orientando e organizando serviços de saúde de terceiros, através de consultorias, decidi, juntamente com um sócio, criar a Tipe, que em pouco tempo transformou-se na maior UTI Neonatal e Pediátrica do País, com Unidades localizadas em grandes Hospitais do Rio de Janeiro.

Em 1996, adquirimos o Prontobaby — Hospital da Criança, onde passamos a desenvolver todas as tecnologias de ponta na especialidade de Pediatria.

No ano 2000, decidi partir para carreira completamente *solo*, adquirindo a Clinirio (Hospital Geral) e criando uma nova UTI Neonatal e Pediátrica — a UTI-RIO, atualmente com 50 leitos, uma das maiores do País. A Clinirio foi imediatamente transformada em Hospital Daniel Lipp, homenagem a um sobrinho querido falecido com 17 anos.

Acreditando que o profissional deva estar sempre "antenado", vislumbrando novas oportunidades e tendências, inauguramos em 2012 uma nova unidade – o Barraday Hospital, localizado na Barra da Tijuca, zona nobre da cidade do Rio de Janeiro, dirigido à classe A da população e com foco principal em cirurgias de curta permanência, explorando um mercado em franca expansão, que é o mercado da cirurgia plástica (o Brasil é o segundo maior País do mundo nesse tipo de cirurgia com cerca de 600.000 cirurgias plásticas por ano).

Refletindo sobre a minha carreira profissional e ao mesmo tempo observando como os estudantes de Medicina e os médicos jovens ficam desorientados em relação a alguns aspectos que não são discutidos na faculdade, tais como planejamento de carreira, finanças, critérios para escolha de especialidades, cobrança de honorários médicos, relacionamento com convênios, marketing, desenvolvimento de negócios, mercado de trabalho e outros temas administrativos, decidi buscar alguma maneira de passar um pouco desta experiência para estes jovens.

Criamos então, em 1996, na Faculdade de Medicina da UFRJ, uma disciplina eletiva, denominada "Administração de Clínicas e Consultórios", sob a minha responsabilidade, onde todos estes assuntos são discutidos por um período de três meses para cada turma.

A receptividade obtida, com esta disciplina, pelo alunado foi excelente, tão ávidos estavam deste tipo de conhecimento, que não era ministrado na Universidade.

Sucesso semelhante vem sendo obtido com programas similares em funcionamento em grandes Universidades da Europa e dos EUA, denominados tutoramento profissional ou *mentoring*.

A grande aceitação da introdução destes assuntos na Faculdade de Medicina estimulou-nos a escrever este livro, que julgamos poderá auxiliar o estudante de Medicina, ou o médico jovem, no planejamento e desenvolvimento de sua carreira, atingindo o sucesso que ele merece depois de dedicar grande parte da sua vida a esta profissão.

A primeira edição deste livro, esgotada rapidamente oito meses após o lançamento, mostrou a enorme lacuna existente no currículo médico. Por sugestão dos alunos, foi incluído um anexo com o perfil das principais especialidades médicas, que certamente será de grande valia no momento da decisão final dos estudantes.

Na 3ª edição, incluímos um capítulo sobre casos especiais do cotidiano de um consultório, na 4ª edição incluímos um novo capítulo que consideramos fundamental para o jovem médico "Como Construir Uma Grande Carreira Médica".

Mário Novais

A Profissão Médica

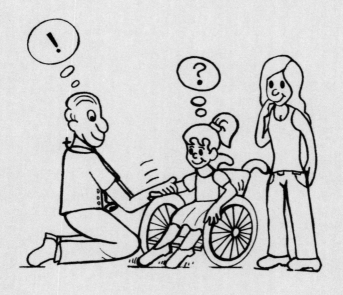

A Medicina lhe trará vitórias inigualáveis, mas mantenha sua humildade.

1

A Medicina é considerada na maioria dos países a profissão de maior prestígio. Não somente concordamos com isso, mas também a consideramos a profissão mais nobre entre todas.

Apesar de ser uma atividade altamente estressante, principalmente porque o médico sempre compartilha do sofrimento dos seus pacientes, a Medicina nos traz muitas alegrias, como, por exemplo, quando conseguimos salvar a vida de um paciente: um politraumatizado que deu entrada na sua UTI com todas as circunstâncias médicas desfavoráveis, ficando em coma duas semanas e que o próprio neurologista acreditava ser irrecuperável, mas no qual você investiu o tempo todo, dedicando-se como se fosse um parente seu e que no final conseguiu ter alta completamente recuperado, sem nenhuma sequela, representa uma vitória inigualável.

A volta deste paciente ao seu ambulatório meses depois para lhe agradecer é uma das compensações que somente a profissão médica pode permitir.

O paciente que chegou na emergência em cetoacidose diabética e que em poucas horas está equilibrado ou a criança que foi tratada rapidamente de sua crise de asma com simples nebulizações sentem-se profundamente agradecidos pelo pronto alívio que os médicos lhes proporcionaram.

Nos momentos difíceis, em que se está com um parente na emergência do hospital, a palavra de conforto e de esperança do médico tem um papel milagroso para a família.

A frase que muitas vezes escutamos: "Ah! Chegou o médico, que bom!", faz muito bem ao nosso ego.

A dificuldade para se conseguir entrar em uma Faculdade de Medicina, os trotes, as disciplinas rigorosas, o horário integral, as provas difíceis e muitas vezes incoerentes, a busca de estágios extracurriculares, os plantões de finais de semana, a decoreba de muitas medicações, tudo isso é superado pela felicidade obtida com o sucesso no diagnóstico e no tratamento de um doente grave.

E o orgulho que temos de ser médicos? De poder diagnosticar, de poder tratar um paciente, de poder ajudar a alguém que necessita de cuidados especiais? Somente na Medicina se encontra isso.

É muito difícil descrever a alegria imensa que sentimos na primeira vez em que colocamos o jaleco branco e literalmente desfilamos pelo hospital como se já fôssemos profissionais.

E, que glória, quando adquirimos nosso primeiro conjunto de estetoscópio e aparelho de pressão, que na maioria das vezes apenas utilizamos nos familiares e vizinhos?

Glória maior somente quando o acompanhante de um paciente entra no pronto-socorro gritando: "Cadê o Doutor?". E você se adianta para prestar o atendimento sentindo-se o indivíduo mais importante do mundo.

No entanto, a população tem colocado o médico em uma posição de semideus, talvez pela presença dele em situações marcantes na vida das pessoas, tais como o nascimento de um filho, quando o médico está quase sempre presente, ou no final da vida, quando o médico é exigido para o preenchimento do atestado de óbito.

Este grande poder que acaba ficando na mão do médico facilita a criação desta imagem por parte da população.

Se por um lado os médicos gostam desta situação (embora muitos não admitam isto publicamente), por outro isto lhes cria problemas porque os leva, em muitas ocasiões, a assumir uma posição de extrema superioridade e de pouca humildade, o que dificulta muitas vezes o relacionamento com o paciente e com sua respectiva família.

Os médicos devem estar conscientes disto, e evitar esta postura.

Apesar de todo o aspecto social e humanitário, a profissão médica é uma profissão técnica por excelência e a formação universitária é orientada neste sentido; assim, os médicos têm uma formação essencialmente científica com uma carga de informação muito grande ao longo dos seis anos de universidade.

Este mesmo fato ocorre em outras profissões técnicas como Engenharia, Arquitetura, Biologia e Odontologia.

Acontece que cada vez mais a população está exigindo que os profissionais sejam mais completos e que eles atrelem à sua competência técnica uma formação auxiliar que os torne profissionais mais perfeitos.

Através de conhecimentos administrativos básicos, de marketing e de relacionamento interpessoal, o profissional de Medicina talvez possa estar mais preparado para desempenhar em toda plenitude suas atividades, ou seja, o médico não pode mais somente ser um bom técnico, ele deve saber se comunicar bem com sua clientela, deve ter boa postura, deve ser atencioso, deve lidar com o dinheiro sem traumas, sem ganância, mas vendo o dinheiro como uma consequência natural do seu trabalho.

Além do mais, para que ele desempenhe sua profissão satisfatoriamente e se sinta realizado, é necessário que planeje sua carreira, mantenha-se atualizado, cresça, saiba fazer investimentos, saiba a hora certa de iniciar seu consultório, de abrir um novo negócio, de avaliar os riscos deste negócio, de usar ferramentas de marketing para facilitar seu desenvolvimento e tudo isso não é ensinado ou discutido na universidade.

O profissional se estressa quando se depara com pacientes graves, mas ele se estressa muito mais quando necessita de conhecimentos administrativos para o desempenho da profissão e sente a falta de eles não terem sido discutidos no período de faculdade.

Em alguns momentos da sua vida ele tem que usar com precisão um estetoscópio e um aparelho de pressão, mas em alguns momentos ele vai desejar ardentemente saber como usar um computador ou saber calcular os custos de seu consultório.

Talvez por isso tenhamos cada vez mais um número maior de médicos muito competentes tecnicamente, mas que não conseguem uma carreira brilhante. Em consequência disso existe uma grande população de médicos insatisfeitos, reclamando da remuneração e da própria profissão.

Mas, se o número de médicos insatisfeitos cresce, como explicar a procura cada vez mais frequente pelas faculdades de Medicina?

Será que é a busca do *status* ou a busca do poder de cura? Ou será, ainda que, no fundo, a procura incessante do segredo da imortalidade, desejo secreto e frequente na maioria dos seres humanos?

Talvez inconscientemente um indivíduo acredite que escolhendo a profissão médica ele consiga preservar-se indefinidamente, já que passa a possuir o poder de tratar todas as doenças.

Mas, diante de tanta insatisfação com a profissão médica, precisamos questionar se os médicos não estão conseguindo ser brilhantes em suas carreiras, porque lhes falta um pouco mais de orientação em relação ao próprio desenvolvimento profissional.

Talvez seja o momento de se iniciar nas próprias faculdades de Medicina uma orientação paralela que vise transmitir aos médicos conhecimentos complementares que lhes facilitem a obtenção de um sucesso profissional mais precoce.

Sabemos que 80% dos médicos sofrem de estresse crônico, o que comparado com os 30% encontrados no restante da população é um índice muito alto.

Um melhor preparo destes profissionais, não exatamente para desempenhar seu papel como médicos, mas para lidar com o dia a dia da profissão, com outros aspectos que não sejam os técnicos, certamente poderia trazer uma vida mais tranquila para esta categoria profissional e assim diminuir o seu nível de estresse.

Alguns tabus eternizados na classe médica precisam ser destruídos, como:

- "Na Medicina é pecado falar-se em dinheiro."
- "Se o médico estiver jantando e tocar o telefone, ele é obrigado a interromper o jantar e atender, independentemente de ser ou não urgência."
- "Médico não pode tirar férias."
- "Obstetra não pode viajar."
- "Médico não entende de administração."
- "Nunca desligue seu celular, nem dentro do cinema."
- "Médico não fica cansado."
- "Médico não precisa cuidar da própria saúde."
- "Medicina não combina com propaganda."

Apesar dos aspectos peculiares da Medicina e de sabermos que a todo momento podemos ter que lidar com a vida e a morte, o que faz nossa profissão tornar-se ímpar, precisamos encará-la de uma forma bastante profissional e, portanto, é extremamente necessário que tratemos de desempenhá-la sem amadorismos, por isso o médico tem que saber administrar o exercício da sua profissão.

"Quem não ama sua profissão,
por ela não é amado."
William Hazlitt

O Mercado de Trabalho para o Médico

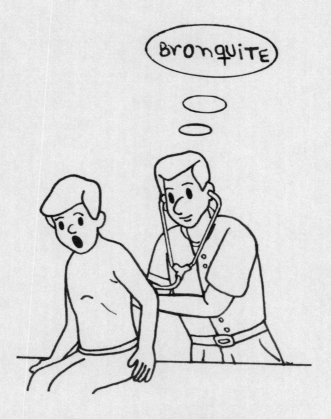

O mercado de trabalho é ótimo para o médico. Saiba desbravá-lo.

2

De modo geral, quando conversamos com médicos ou mesmo com estudantes de Medicina sobre o mercado de trabalho, identificamos que a maioria apresenta uma visão bastante distorcida deste mercado.

Nos parece incoerente que apesar de a Medicina ser a profissão de maior prestígio entre todas e de cada vez mais os jovens quererem ingressar nesta carreira, ainda exista a sensação de que a situação está calamitosa e de que o mercado de trabalho para o médico é péssimo.

Não concordamos absolutamente com isso, porque um mercado que envolve alto prestígio do profissional e que envolve também motivos considerados "egoístas", do ponto de vista psicológico, ou seja, relacionados à "necessidade de sobrevivência" não pode ser visto como um mau mercado.

Provavelmente, o que é necessário é que este mercado seja explorado de uma forma mais profissional, mais técnica do ponto de vista administrativo e principalmente mais planejada.

Num Hospital privado, o salário médio do médico para 24 horas de plantão semanal, está na faixa de 10 salários mínimos por mês.

Pelo tempo de formação, pela necessidade de pós--graduação, pela obrigatoriedade de constante atualização e, acima de tudo, pelo alto grau de responsabilidade envolvido no desempenho da profissão acreditamos que este seja um salário pouco compatível com a profissão.

No entanto, quando comparamos com outras profissões verificamos que são muito poucas as que conseguem permitir ao recém-formado um salário deste valor. Além do mais, até pelo próprio sistema de trabalho, com possibilidade de plantões, o médico pode ter mais de um emprego com relativa facilidade, o que não é comum em outras profissões.

E mais, o nível de desemprego é extremamente baixo nesta profissão (0,3% em todo o Brasil), além do que poucas áreas de atividades permitem ao profissional "fazer dinheiro", através de empregos temporários, para atender a situações especiais de dificuldade financeira.

Em cidades grandes, como Rio de Janeiro e São Paulo, o médico com um simples telefonema consegue plantões extras que podem tirá-lo do "sufoco financeiro" no qual possa se encontrar por motivos especiais.

Portanto, grande prestígio, facilidade de emprego, facilidade de serviços extras e ainda a possibilidade de desempenhar a profissão sob a forma de atividade liberal em um consultório, sem dúvida, são pontos importantes para caracterizar um excelente mercado de trabalho.

Evidente que os salários na área médica poderiam e deveriam ser mais altos, mas acreditamos que isto poderia ser bastante melhorado com um planejamento mais adequado da carreira.

Não acreditamos que se deva utilizar somente a comparação com outras profissões como parâmetro de julgamento do mercado de trabalho médico, mas de qualquer modo e mesmo considerando apenas o salário de um emprego de 24 horas semanais (o médico geralmente tem dois ou mais destes empregos), que correspondem a aproximadamente 10 salários mínimos vigentes, verificamos que menos de 5% da população brasileira consegue ter este rendimento.

Considerando tudo isto, temos que admitir que o mercado de trabalho para o médico é um dos melhores.

Acreditamos ainda que a partir do momento que os médicos planejem melhor suas carreiras e até mesmo passem a calcular seus custos e consigam ir para uma discussão com seus patrões ou com seus compradores de serviços, como os convênios médicos, com argumentos mais sólidos para negociar melhor seus rendimentos, terão mais sucesso na sua profissão.

Aliás, até isso ele precisa aprender mais: como negociar com seus compradores de serviço, quer sejam convênios, quer sejam patrões ou mesmo clientes.

O médico precisa, acima de tudo, aprender a valorizar-se dentro da profissão e isto infelizmente a faculdade não ensina.

A valorização da profissão inclui medidas ou atitudes muitas vezes simples e que frequentemente não são assumidas e, desta maneira, só contribuem para aumentar os riscos no desempenho da profissão.

Por exemplo: quantas vezes somos abordados nos corredores do hospital ou na portaria de nossos prédios residenciais com questões do tipo:

— "Doutor, meu filho está com catarro, me dá o nome de um xarope para eu dar para ele...

— "Doutor, que pomada posso passar nesta pereba que apareceu no meu rosto?"

E quantas vezes aquela tossezinha não era uma pneumonia ou uma tuberculose e a pereba não era um melanoma?

E o vizinho que bate na sua porta e diz:

— "Por favor, me dá uma receita de um calmante? Não consigo dormir direito..."

E o motorista de táxi que assim que sabe que você é médico, lhe pede:

— "Dá para me dar um atestado para o meu filho frequentar a piscina do clube?"

E a servente do seu hospital que pede com a maior tranquilidade:

— "Minha prima faltou ao trabalho ontem, o Sr. faz um atestado para ela?"

Experimentem pedir a um arquiteto no corredor do seu prédio:

— "Desenha nesta folha de papel um projetinho para minha sala de espera do consultório?"

Certamente ele vai se negar a fazer isso. E por que o médico nunca pode negar os excêntricos pedidos de corredor? Será que ele tem noção de quanto pode estar se arriscando?

Por que o seu vizinho, que é dono de uma padaria, mesmo não tendo problemas financeiros, "fila" uma consulta na sua própria casa pedindo para você tratar gratuitamente a acne do filho, se quando você for a padaria dele comprar pão e leite os produtos certamente serão cobrados?

Não é porque ele trabalha com produtos materiais e você trabalha com serviços que os seus serviços não têm valor e podem ser dados gratuitamente.

E qual é o tamanho do mercado de trabalho do médico?

A pesquisa publicada em 2013 pelo CFM e pelo CREMESP (Demografia Médica no Brasil) mostra que em nosso País existem cerca de 400.000 médicos, com uma taxa de dois médicos para cada grupo de 1.000 habitantes.

A distribuição dos médicos no Brasil não acompanha a distribuição da população, pois enquanto a população está distribuída 24% nas capitais e 76% nos interiores, os médicos exercem suas atividades em 55,1% dos casos nas capitais e em apenas 44,9% nos interiores.

Isto corresponde a uma relação de 4,66 médicos por 1.000 habitantes nas capitais e 0,89 médico por 1.000 habitantes nos interiores.

Especialidades mais encontradas			
Especialidade	Número em todo o País	Percentual	Especialista/ Habitantes
Pediatria	30.112	11,23	1:6.641
Gineco-Obstetrícia	25.032	9,33	1:7.989
Cirurgia Geral	22.276	8,31	1:8.978
Clínica Médica	21.890	8,16	1:9.136
Anestesiologia	18.236	6,80	1:10.967
Medic. do Trabalho	12.756	4,76	1:15.678
Cardiologia	11.568	4,31	1:17.289
Ortopedia	10.504	3,92	1:19.040
Oftalmologia	9.862	3,68	1:20.279
Radiologia	7.925	2,95	1:25.236
Psiquiatria	7.558	2,82	1:26.462
Dermatologia	5.930	3,21	1:33.726
Otorrinolaringologia	4.976	1,86	1:40.192
Cirurgia Plástica	4.818	1,80	1:41.511
Medicina Intensiva	4.275	1,59	1:46.783

Fonte: Demografia Médica – 2013- CFM/CREMESP.

Alguns outros dados interessantes da pesquisa da Fiocruz e do CFM-1996:
- 63,8% dos médicos têm menos de 45 anos de idade
- 48,2% dos médicos têm parentes médicos
- 13,7% dos médicos fazem assinaturas de revistas científicas internacionais
- 69,7% dos médicos têm atividade no setor público
- 74,7% dos médicos têm consultório particular
- 13,5% dos médicos têm outra fonte de renda que não a Medicina
- 45% dos médicos de consultório têm menos de 40 anos de idade
- 48,9% dos médicos são plantonistas
- 61,6% dos plantonistas têm menos de 40 anos de idade

Alguns dados de importância revelados pela pesquisa CFM/CREMESP, publicados em 2013 :
- Em 2013, o total de médicos do sexo masculino em atividade era de 57,97% e do sexo feminino de 42,03%.
- Dos médicos em atividade com mais de 65 anos de idade, 20,14 % são do sexo feminino, enquanto dos médicos com menos de 29 anos, 54,50 % são mulheres; mostrando uma feminização grande da profissão.
- Cerca de 17.000 médicos entram no mercado de trabalho a cada ano, enquanto 10.000 saem do mercado por falecimento ou aposentadoria, resultando um saldo de 7.000 médicos a mais em atividade a cada ano.
- A média de idade dos médicos no Brasil é de 46,16 anos, ou seja a classe médica é relativamente jovem,

o que pode representar uma concorrência mais acirrada.

• O Brasil tem 180.000 médicos sem residência médica ou titulo de especialista; dado importante que indica a necessidade de se estimular o aperfeiçoamento técnico-cientifico da classe.

Após a formatura, o médico inicia sua peregrinação em busca de empregos. De modo geral todos tentam aprovação nos diferentes concursos para a Residência Médica, porém os que não conseguem ser aprovados acabam entrando imediatamente no mercado de trabalho sem estarem adequadamente preparados para isso.

Estes criam a expectativa de que paralelamente aos empregos conseguidos podem tentar novos concursos no ano seguinte, o que nem sempre acontece.

Acreditamos ser a Residência Médica fundamental na formação do profissional, por isso sugerimos que aqueles que não foram aprovados no primeiro concurso, independente de poderem já estar empregados, coloquem a Residência como prioridade para o próximo ano.

Os postos de trabalho mais procurados pelos médicos recém-formados (durante ou após a Residência Médica) são:

- Plantões em clínicas particulares de emergência
- Plantões em CTIs de hospitais particulares
- Ambulatório de clínicas particulares
- Substituição de outros médicos em hospitais públicos
- Plantões através das cooperativas médicas ou organizações sociais (OSs)

A remuneração média nestes postos é de aproximadamente 7 a 10 salários mínimos mensais por 24 horas de trabalho semanal.

Alguns postos de trabalho menos procurados pelos médicos e onde talvez possa ser mais fácil negociar um melhor salário são:

- Escolas e creches
- Ambulatórios de empresas
- Centros médicos de convênios
- Clubes e academias de ginástica
- Ambulatórios de igrejas
- Laboratórios da indústria farmacêutica
- Serviços de *home care*
- Serviços de *check-up*
- Faturamento hospitalar
- Serviços de resgate médico
- Serviços de Medicina do Trabalho
- Administração hospitalar

Gostaríamos de deixar bem clara a situação do mercado de trabalho médico. É um mercado excelente, provavelmente um dos melhores, porém sem dúvida é um mercado altamente competitivo.

Todos os mercados competitivos exigem acima de tudo um excelente preparo do profissional, por isso é fundamental que o médico coloque em primeiro plano a formação universitária, a pós-graduação, a especialização e a constante atualização.

Recomendamos que além disso procurem adquirir conhecimentos extramedicina, tais como os princípios básicos administrativos, que lhes permitam traçar um planejamento adequado de sua carreira e, consequentemente, possam alcançar o sucesso mais precocemente.

> "*A idade de ouro está à nossa frente, não atrás de nós.*"
> Saint-Simon

A Escolha da Especialidade Médica

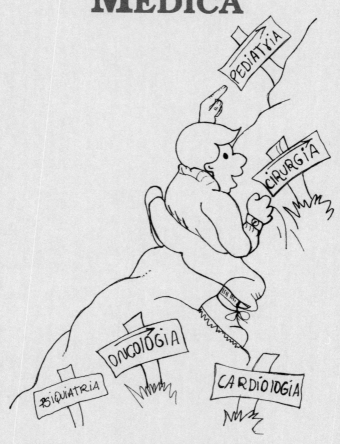

Não existe especialidades das nossas vidas.
Analise, reflita, escolha uma e não olhe mais para trás.

3

Alguns alunos quando entram para a Faculdade de Medicina já têm alguma fantasia a respeito da escolha da futura especialidade. Imaginam-se pediatras, oftalmologistas, reumatologistas, neurocirurgiões, cirurgiões plásticos, cardiologistas ou cirurgiões cardíacos, mesmo sem saber exatamente o que faz cada um destes especialistas.

Certamente, a escolha feita neste momento é muito precoce e não tem muito sentido porque eles ainda conhecem pouco sobre cada especialidade, de modo que possam fazer uma opção criteriosa.

É por isso que uma grande parte dos alunos altera radicalmente seus planos durante os seis anos de faculdade.

Esta mudança é absolutamente saudável, e a escolha antecipada pode prejudicar o desempenho do aluno durante o curso, o que refletirá negativamente na sua profissão, já que o médico necessita ter uma boa base de conhecimentos, independentemente da especialidade que vá escolher.

Não raramente, deparamo-nos com alunos que imediatamente após o ingresso na universidade iniciam estágios extracurriculares na área de obstetrícia, pois são os estágios mais fáceis de serem conseguidos, e se envolvem a tal ponto com estes estágios que praticamente abandonam as outras áreas e fazem um péssimo curso de medicina.

Quando no final do curso descobrem que realmente não gostariam de fazer aquela especialidade, estão defasados em relação às outras matérias e terão que enfrentar muito mais dificuldades na sua carreira.

Acreditamos que os alunos só devam escolher a especialidade a ser seguida quando estiverem realmente atingindo o prazo final exigido pela faculdade para esta opção.

Este momento é crucial e nele os alunos devem refletir bastante para tomarem a decisão mais acertada.

Em relação a esta escolha, é muito importante o aluno reconhecer e tentar afastar os fatores emocionais ou mesmo patológicos que podem influenciar sua decisão.

Se o aluno tem uma deficiência física como uma sequela de poliomielite e escolhe ortopedia como espe cialidade, ele pode estar sendo influenciado por um desejo inconsciente de conhecer melhor a sua doença e talvez até imagine que possa descobrir uma fórmula mágica para curar-se, o que evidentemente não vai acontecer.

Se o pai de um aluno faleceu de infarto agudo do miocárdio, ele pode estar se voltando para a escolha da cardiologia, como especialidade, tentando entender rigorosamente o que se passou com seu pai ou como se pudesse descobrir uma maneira de se proteger para que fato semelhante não aconteça com ele mesmo.

Um aluno que apresenta bronquite asmática severa, necessitando de várias internações, muitas vezes opta por pneumologia ou Imunologia no momento da opção.

Quando estes fatores conseguem influenciar na escolha da especialidade, ou seja, os aspectos emocionais interferiram na opção, os resultados posteriores podem não ser os melhores, e quando o profissional tornar-se consciente disso e entende o porquê da escolha, pode se decepcionar e nem sempre haverá tempo para trocar de especialidade.

Evidentemente que ele não está proibido de fazer dermatologia, simplesmente porque sua mãe sofre de psoríase, mas é claro que este tipo de sentimento deve ser colocado de lado para uma decisão criteriosa e imparcial a respeito da futura especialidade.

Outro fator influenciador que deve ser analisado é a presença de familiares médicos atuando em alguma especialidade e que procuram induzir o estudante a fazer a mesma opção, acreditando que a carreira do jovem médico poderá ser mais fácil.

Não há dúvidas de que um pai oftalmologista pode orientar bem e até abrir alguns caminhos para uma carreira brilhante de um filho que está se formando em Medicina e que pode optar pela oftalmologia.

Nada de errado em se poder trilhar os caminhos já trilhados por familiares dentro da profissão, porém este deve ser apenas mais um dos fatores positivos a serem considerados na escolha da especialidade e não o único fator importante.

Outro sentimento errado por parte do aluno neste momento de escolha é a preocupação em não poder errar na hora de decidir.

As perguntas que muitas vezes ele se faz: — Qual é a especialidade da minha vida? E como vou descobri-la? Talvez não tenham uma resposta absolutamente correta.

Não acreditamos que exista a "especialidade de nossas vidas", mas sim que existam várias especialidades nas quais gostaríamos de trabalhar.

A escolha deve sempre levar em consideração nossas aptidões, nossa personalidade, nossas características individuais, assim como o tipo de atividade que a especialidade envolve no seu cotidiano.

Pessoas taquipsíquicas podem ser melhor aproveitadas em especialidades como CTI, resgate médico, emergência ou serviços de atendimento ao politraumatizado.

Outros que apresentam personalidades mais tranquilas talvez se adaptem melhor em serviços que não envolvam tantas urgências como dermatologia e endocrinologia.

As especialidades cirúrgicas, especialmente a Cirurgia Plástica, exigem características pessoais especiais como o apego ao detalhamento, a paciência, a tranquilidade e a perseverança.

Um indivíduo taquipsíquico ficará estressado se tiver que desfazer e refazer toda uma sutura porque o resultado final da cirurgia mostrou uma assimetria de milímetros.

Um outro, que seja pouco tolerante com as pessoas, poderá ter dificuldades se escolher Obstetrícia, porque quando tiver que acompanhar um trabalho de parto no qual a grávida não esteja preparada para ajudar, ele não terá paciência para acalmá-la.

Este mesmo profissional também terá dificuldades no ambulatório de pediatria, quando as mães estiverem muito assustadas com pequenos problemas dos seus filhos ou quando telefonarem para sua casa às 4 horas da manhã para perguntar o que devem fazer com o umbigo da criança.

Estudantes muito sensíveis, do ponto de vista psicológico, poderão ter grandes dificuldades se optarem por especialidades como genética clínica, oncologia, hematologia e terapia intensiva, já que lidam mal com o sofrimento alheio.

Indivíduos hipocondríacos não deveriam optar por DIP, pois acreditarão estar eles mesmos infectados a todo momento e tenderão a se automedicar constantemente.

Por isso é fundamental que na hora da escolha da especialidade os alunos conheçam suas características e qual é o tipo de vida que aquele especialista normalmente leva.

Devem, então, tentar correlacionar o perfil da especialidade com o seu próprio perfil de personalidade e de comportamento e com suas próprias habilidades especificas.

Do ponto de vista prático, para se fazer uma escolha racional da especialidade médica, três fatores principais devem ser analisados:

1. Qual a qualidade de vida que essa especialidade permite ? Isso é compatível com a qualidade de vida que eu pretendo ter ?
2. Que remuneração a especialidade permite ? Isso é compatível com minhas ambições ?
3. Como é o dia a dia do médico nessa especialidade ? Vou me sentir confortável com os tipos de pacientes e tipos de patologias com as quais vou lidar diariamente

O anexo mostra o perfil das principais especialidades médicas.

Também é verdade que algumas habilidades podem ser desenvolvidas mesmo se você não as tem no momento. Se você é ou pretende ser um cirurgião, poderá aprimorar sua técnica praticando em um laboratório de cirurgia experimental ou até mesmo treinando em casa com um barbante os diferentes tipos de nós.

Se você é um oncologista ou um intensivista e lida com frequência com doentes terminais, poderá aprimorar sua habilidade de comunicação com a familia do paciente, gravando algumas de suas entrevistas para posterior análise.

A administração moderna diz que o ideal é você estar sempre trabalhando na área em que gosta, em um emprego do qual goste. Nós acrescentaríamos..., e ganhando um salário justo pelo seu trabalho.

Levando isto em conta e, também, considerando que a especialidade da sua vida pode não ser uma só, mas várias, acreditamos que no momento da decisão você deva considerar também o mercado de trabalho, ou seja, a possibilidade de conseguir um salário justo pelo que faz.

Método prático para decidir sua especialidade:

1. Em primeiro lugar só comece a se preocupar com a escolha algumas semanas antes do prazo final.
2. Neste momento faça uma análise tranquila, crítica e racional para fazer a escolha mais acertada.
3. Consiga a relação de todas as especialidades médicas no site do CFM (portalmedico.org.br) – resolução 2005/2012.
4. Imagine se você optasse pela Medicina só por prazer, sem se preocupar com o dinheiro.
5. Elimine da relação aquelas pelas quais você não tem a menor afinidade.
6. Procure imaginar como é a vida de cada um destes especialistas; o seu dia a dia.
7. Com isso você poderá eliminar mais algumas especialidades da sua lista.
8. Analise as características pessoais necessárias para cada uma daquelas especialidades.

9. Faça uma análise de suas próprias características pessoais.
10. Compare estas características com as do item anterior.
11. Elimine então as especialidades que não estiverem de acordo com suas características pessoais.
12. Finalmente analise os aspectos de mercado das especialidades remanescentes, tais como: Qual a frequência desta especialidade na população médica? A especialidade permite realizar procedimentos ou somente consultas? Qual deve ser a tendência da Medicina em relação a estas especialidades? A especialidade permite inovações?

Você tem agora total condição de fazer a escolha. Porque as duas ou três especialidades que devem ter sobrado na sua lista lhe agradam como tipo de atividade e também são boas do ponto de vista de mercado de trabalho.

De qualquer modo, para ratificar sua decisão, gaste um pouco mais de tempo, conversando com três especialistas de cada área e veja suas impressões.

Pergunte a eles algumas coisas simples, tais como:
- Por que escolheu esta especialidade?
- Está satisfeito com a escolha?
- Que tipo de vida leva?
- Quais as maiores vantagens desta especialidade?
- Quais as maiores desvantagens?
- Seus rendimentos são satisfatórios?

Após estas entrevistas, reveja sua decisão, continua a mesma?

Para maior certeza, ainda tente responder você mesmo a estas perguntas:
- Estou sabendo exatamente o que faz um especialista desta área?
- Gostaria de ter este tipo de vida, no futuro? Quais são as aptidões ou habilidades que estas especialidades exigem?
- Eu as tenho ou posso desenvolvê-las?
- Estou convencido de que o mercado de trabalho é bom para esta especialidade?

Pronto, defina-se e não pense mais no assunto.

Apenas lembre-se de que na vida sempre escolhemos um caminho e, obrigatoriamente, deixamos de escolher outros. Não há razão para ficarmos nos questionando se escolhemos de maneira certa ou errada. Simplesmente escolhemos e agora precisamos nos dedicar a esta escolha para que ela se mostre realmente acertada. Só dependerá de nós mesmos.

No nosso *site:* www.widoctor.com.br você encontrará um teste vocacional para auxiliá-lo na escolha da especialidade.

"A felicidade se faz, não se acha."
E. J. Hardy

O Marketing na Área de Saúde

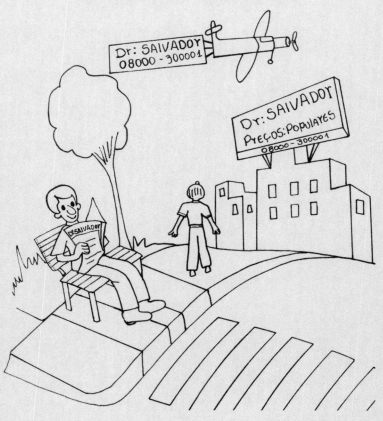

Marketing:
a receita certa
para se vender saúde

4

O marketing abrange atividades extremamente importantes para qualquer profissão. Na área médica, verificamos que muitos erros são cometidos no desempenho profissional pela falta de conhecimentos básicos de marketing, que sem dúvida poderiam ser administrados aos alunos durante o período de faculdade.

Na área comercial, houve uma radical mudança dos conceitos básicos relativos a troca de valores, consequentemente a antiga filosofia de vendas foi substituída nos diferentes mercados, inclusive na Medicina, pela moderna filosofia de marketing.

Na antiga filosofia alguém fabricava um produto ou criava um serviço da maneira que ele achava correta e depois tratava de empurrá-lo "goela a dentro" do consumidor, ou seja, do comprador daquele serviço ou produto. No entanto, muitas vezes não era bem aquilo que o cliente queria e isto resultou em muitas histórias de fracasso comercial.

Na filosofia mais moderna ou de marketing, o cliente ou consumidor passa a ser o ponto central de todo o desenvolvimento do produto, de acordo com a sequência a seguir descrita.

Inicialmente tem-se uma ideia de que produto ou serviço se pretende fabricar ou criar e, a partir daí, vai-se ao mercado para identificar qual é a população-alvo, ou seja, para quem pretendemos vender aquele produto que será fabricado.

A próxima etapa é estudar qual o comportamento deste consumidor; quais são seus desejos e necessidades.

Somente depois de definir o perfil do consumidor é que podemos criar ou adaptar nosso produto de modo que ele atenda às necessidades e desejos do consumidor.

O ponto onde vamos vender nosso produto deve ser adequado às características do próprio produto, e, também, ser de fácil acesso ao consumidor.

Uma vez desenvolvido o produto, precisamos divulgar que temos disponível um produto que atende às necessidades do cliente.

Isto tudo fica resumido no que chamamos de Composto de Marketing ou *Marketing Mix* ou ainda de Estratégia dos 4 Ps:

> **P**roduto — Ter um produto que atende às necessidades do consumidor
>
> **P**reço — Preço que cobraremos por aquele produto
>
> **P**onto de venda — Local onde colocaremos o produto à venda
>
> **P**ropaganda — Maneira de divulgar ao consumidor que temos um produto que atende às suas necessidades.

Além disso, precisaremos criar um sistema de coleta de informações — *feedback* — para podermos monitorizar nossos resultados e modificar nossas estratégias de acordo com os resultados encontrados.

Vamos analisar com mais detalhes estas quatro estratégias:

PRODUTO

Embora o principal na estratégia do produto é termos a certeza de que ele atende aos interesses do consumidor, é muito importante que ao defini-lo tentemos identificar algum diferencial neste produto, para simplesmente não cairmos no lugar-comum dos concorrentes.

O diferencial é fundamental. Tente descobrir novos produtos ou identificar nichos de mercado ainda não explorados.

PREÇO

Dois itens são importantes para definirmos a estratégia de preço a ser utilizada. O primeiro deles é o cálculo do custo do produto.

O Capítulo 9 mostra como podemos calcular o custo de um consultório médico, através de uma planilha simplificada.

Após o cálculo do custo acrescenta-se uma margem de lucratividade que pode ser de 20% a 30%.

Apesar de podermos definir um preço para o nosso produto, baseado nos seus custos, acrescidos de um determinado percentual de lucro, não devemos desprezar uma análise dos preços de produtos semelhantes no mercado da região.

Se iniciamos, por exemplo, um consultório de neurologia na Zona Sul do Rio de Janeiro, devemos pesquisar os preços de consultórios da mesma especialidade naquela localidade e só então estipular nosso preço definitivo, que deve estar de acordo com a média dos preços da região.

Estratégias especiais de preços, abaixo ou acima do mercado, não são convenientes para médicos na fase inicial de carreira. Preços altos não são justificáveis, pois o iniciante não tem experiência suficiente para cobrar acima do mercado.

Preços abaixo do mercado, quando praticados por médicos jovens, podem dar uma conotação de serviços de baixa qualidade.

Não estão incluídos nesta análise os chamados consultórios de preços populares, localizados em locais menos desenvolvidos, estratégia esta que consideramos absolutamente válida, tanto do ponto de vista social quanto do comercial.

PONTO DE VENDA

A estratégia de ponto-de-venda de um serviço de saúde inclui a escolha do local e as próprias instalações físicas do estabelecimento, tais como estilo arquitetônico, cores, mobiliário, uniformes, decoração, fluxo de clientes, revistas na sala de espera, cafezinho...

Embora possa parecer interessante para o médico recém-formado iniciar suas atividades de consultório em locais mais distantes, onde exista menor concorrência, nem sempre isto é válido, porque algumas áreas, já tradicionais como ponto de atendimento médico, podem facilitar sua própria divulgação.

A tendência atual para os projetos arquitetônicos de serviços de saúde aponta para ambientes modernos, claros, alegres, com pouco mobiliário, priorizando o fluxo de clientes e um funcionamento operacional fácil, simplificado.

Nunca tente, você mesmo, fazer o papel de um arquiteto, pois os resultados serão piores do que imagina.

PROPAGANDA

O Conselho Regional de Medicina estipula que: "ao médico é vedado fazer propaganda imoderada".

Isto, evidentemente, é muito relativo porque o imoderado para um pode ser normal para outro. De qualquer modo, se você for fazer algum tipo de propaganda e tiver dúvidas se ela está exagerada, faça uma consulta prévia ao CRM.

A cultura da classe médica ainda é, erradamente, muito refratária à propaganda; os médicos acreditam que só faz propaganda quem está mal e precisa de clientes, o que não é verdade. A propaganda deveria ser uma ferramenta utilizada por todos os serviços de saúde.

De qualquer modo, para fugir desta cultura retrógrada, devemos dar preferência à propaganda de clínicas do que à de médicos individualmente.

A propaganda de um cirurgião geral colocada em um jornal será mais bem aceita pela classe médica se ela vier no formato da coluna da direita do que no da coluna da esquerda.

DR. JOÃO GUSTAVO FERNANDES CIRURGIA GERAL	CLÍNICA DE CIRURGIA GERAL
• Consultas com hora marcada	• Consultas com hora marcada
• Aceitamos convênios	• Aceitamos convênios
• Especialista pela SMCRJ	Responsável: DR. JOÃO GUSTAVO FERNANDES
Consultório: Rua A nº 20, Botafogo	CRM: XX-XXXXX-XX
Telefone: 266-000X	Especialista pela SMCRJ
CRM: XX-XXXXX-XX	Rua A nº 20, Botafogo, tel.: 266-000X

O princípio básico da propaganda é que de um lado deve existir um elemento emissor da mensagem, que é o médico ou o serviço de saúde, e do outro o receptor, que é a nossa população-alvo.

Inicialmente, devemos escolher um tema publicitário, que é o assunto da propaganda e a partir daí construímos uma mensagem propriamente dita, que inclui o conteúdo, a forma e a mídia que deve ser utilizada.

No momento de criarmos uma propaganda devemos tentar identificar qual é o diferencial do nosso produto e usar isto como tema publicitário.

O conteúdo, a forma e a escolha da mídia a ser utilizada devem estar sempre direcionados diretamente para a população-alvo da propaganda.

A escolha da mídia é fundamental para que a mensagem chegue até o consumidor. Na área de saúde podemos utilizar diferentes tipos de mídia como:

- Mala direta
- Rádio
- Televisão
- Jornais e revistas gerais
- Jornais e revistas médicas
- Jornais internos de convênios e de planos de assistência médica
- *Outdoors*
- Cursos e congressos
- Mídia digital
- Palestras em igrejas, clubes e associações de moradores

A mala direta é a midia mais utilizada na área de saúde. Um tema publicitário é transformado em uma mensagem com um determinado conteúdo e forma e enviado pelo correio diretamente para sua população-alvo. Pode ser utilizada por um médico especialista para comunicar sua especialidade a um médico generalista.

Os médicos, ao iniciarem suas atividades, utilizam muito as malas diretas formato carta: "Prezado colega ... estamos comunicando o endereço do nosso consultório de endocrinologia

Esta mensagem, pouco original e sem nenhum diferencial, apresenta pouquíssimo retorno, porque os médicos recebem inúmeras deste tipo e as jogam fora imediatamente.

Devemos preferir o que chamamos de *folder*, com um visual mais elaborado, colorido, chamando atenção para os diferenciais.

Evidentemente que existem técnicas para confecção deste material. A capa, por exemplo, deve conter uma frase forte que estimule o leitor a pelo menos abrir o *folder* e ler o seu conteúdo. A diagramação e as cores também são importantes, portanto é melhor deixar a confecção deste material para os profissionais de propaganda. Uma solução alternativa para não ter que contratar uma agência e diminuir o custo é a utilização de empresas informais criadas por estudantes de comunicação.

O rádio e a televisão apresentam como característica uma cobertura ampla, sendo muito útil quando se pretende atingir uma grande população, porém apresentam a dificuldade de pouco direcionamento para clientelas específicas. Além disso, são bem mais caros do que a mala direta.

A mesma coisa acontece com os jornais e revistas gerais, que podem ser utilizados quando se pretende uma comunicação de massa.

Os jornais de bairro são uma alternativa econômica e mais abrangente para uma propaganda mais bem direcionada, assim como os jornais internos de convênios ou de caixas de assistência, que podem ser os preferidos por médicos que, recentemente firmaram convênios com as empresas de medicina de grupo ou seguros ou caixas de assistência.

As revistas médicas, assim como os boletins das sociedades científicas de especialidades, também representam uma propaganda especifica para aquela população-alvo. No entanto, um endocrinologista não deve fazer propaganda dentro de uma revista de endocrinologia, a não ser que ele preste algum tipo de serviço que não seja prestado pelos seus colegas de especialidade. Caso contrário, ele estará direcionando sua propaganda diretamente para seus concorrentes, o que não será produtivo.

Os *outdoors*, de modo geral, não estão indicados para os médicos.

A organização de cursos e congressos é uma boa forma de divulgação e promoção da imagem do profissional ou da clínica. Convide alguns professores famosos para estas programações e consiga uma maneira de fazer você mesmo parte do evento, mesmo que seja apenas como presidente ou secretário de alguma mesa-redonda.

A mídia eletrônica vem adquirindo importância crescente na área de marketing. Crie um site de sua clínica de modo que possa haver uma interação dos seus clientes com você. Um profissional da área de informática pode ajudá-lo nessa tarefa.

As palestras gratuitas em igrejas, clubes, associações de moradores ou similares são uma boa propaganda, ainda que não sejam muito utilizadas pelos médicos; pode ser aplicável, principalmente, para aqueles que estão iniciando o consultório.

O conteúdo das palestras comunitárias pode ser: primeiros socorros, prevençao de acidentes, higiene, prevenção da hipertensão arterial, controle de colesterol...

Evidentemente, os assuntos escolhidos devem estar de acordo com a especialidade do médico.

As redes sociais, tipo *facebook*, *linkedin*, são formas atuais de divulgação de serviços bastante eficazes, mas tenha cuidado com o que você coloca na rede; pode ser um "tiro pela culatra".

O chamado *e-mail marketing*, muito utilizado atualmente, está começando a criar uma rejeição grande na população em função do excesso de mensagens por esta via de comunicação.

Os Correios tem um sistema próprio de envio de mala direta (mala direta postal) classificado por CEP, onde você pode enviar sua propaganda para a população, por exemplo, do bairro do seu consultório. Você não precisa ter os endereços e nomes pois o cadastro é o do próprio Correios; é bastante eficiente e de relativamente baixo custo.

Portanto, o *marketing* e, especificamente, a propaganda são fundamentais como complemento no exercício da Medicina e certamente podem acelerar o sucesso profissional.

"Características psicológicas individuais afetam o processo de compra de serviços."

Philip Kotler

O Relacionamento Interpessoal do Médico

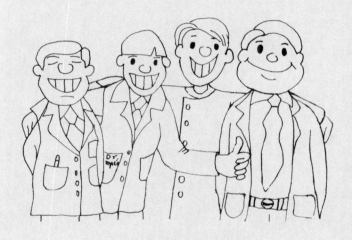

Um círculo forte de relacionamentos é muito importante. Cultive-o

5

A necessidade de transmissão de grande quantidade de conhecimentos técnicos, aliada à obsessão pelos aspectos científicos, que constituem a cultura tradicional da Faculdade de Medicina, leva os alunos a uma alienação acentuada, o que é prejudicial ao seu desenvolvimento cultural e que gera enormes dificuldades no seu relacionamento fora da área médica.

Ao ingressar na faculdade, é comum o aluno se distanciar gradativamente de tudo que não é Medicina.

Aos poucos ele vai se afastando dos amigos antigos, do violão, do teatro, do cinema, das festas, da *night*, da leitura não científica, da ginástica, e fica absolutamente concentrado naquilo que agora é o seu maior objetivo, a futura profissão.

No início, eles ainda participam das "choppadas" de recepção aos novos calouros, onde a integração com outras disciplinas é muito saudável, mas depois até destas eles se afastam.

Observe um grupo de estudantes de Medicina conversando: excetuando o futebol e as conquistas amorosas, que são assuntos universais na cultura brasileira, o resto é só anatomia, DIP, Pediatria, provas, estágios, concursos, seminários, sessões clínicas...

Este fato vai na contramão da modernidade, já que a tendência atual é valorizarmos o profissional não somente pelo seu currrículo, mas principalmente pelos seus contatos, pelos seus relacionamentos dentro e fora da sua área de atuação profissional.

Certamente isto não acontece somente com alunos da Faculdade de Medicina, mas também com outras profissões técnicas como a engenharia e a economia.

Na área de relacionamentos, o estudante precisa conhecer o ciclo de vida comum a muitos médicos, analisar o quanto ele pode ser fonte de infelicidades e tentar evitar que este ciclo se repita com ele proprio.

Idade	Fontes de relacionamentos
Nascimento aos 4 anos de idade	pais
Dos 4 aos 7 anos de idade	pais, colegas da escola
Dos 7 aos 14 anos de idade	pais, colegas da escola e do condomínio (ou *shopping*)
Dos 14 aos 16 anos de idade	pais, colegas da escola, do bairro e de festas
Dos 16 aos 18 anos de idade	pais, colegas da escola, do bairro, de festas e namorada
Faculdade de Medicina (18-24a)	pais, colegas da faculdade, namorada
Após a formatura	pais, esposa e filhos, profissão
Anos depois	esposa e filhos, profissão
Anos depois	profissão

No período anterior ao ingresso na universidade (16 a 18 anos) o nosso ciclo de amizades e relacionamento está no ponto máximo.

Apesar da angústia do curso pré-vestibular, este é um momento de euforia. Muitos amigos, várias festas, "azaração" total, viagens com a "galera", churrascos, roda de capoeira, carnaval fora de época e dezenas de telefonemas diários.

Esta fase de deslumbramento e muitos relacionamentos pode se estender um pouco após a entrada na universidade, mas se a partir daí você não estiver consciente para reagir, o declínio é inevitável.

O círculo de relacionamentos vai se estreitando, as antigas amizades se distanciando, os colegas de bairro não mais se encontram, as festas ficam escassas ou concentram-se em festas dentro da própria faculdade.

Quantas vezes seus amigos antigos ligaram, convidando para um Lual, que normalmente você gostaria muito de participar, mas depois lembrou que no dia seguinte deveria estar cedo na faculdade e assim perdeu a oportunidade de rever pessoas de quem você gosta?

O instrumento musical que se tocava foi aposentado, cinema de vez em quando, teatro nunca mais, viagens raras e até a namorada antiga já foi trocada por uma colega de turma.

E só estudar, estudar, estudar: anatomia, biofísica, histologia, fisiologia, livros, apostilas, provas, provas e mais provas...

Neste período da faculdade começa a alienação total, jornal nem pensar, revistas só as médicas, televisão esporadicamente, ginástica nunca mais, nas festas, quando se vai, só se fala em provas, estágios, equipamentos, casos clínicos.

Numa festa de alunos da Medicina, se for proibido falar da profissão, é melhor colocar a música bem alto porque ninguém vai ter assunto para conversar.

Depois da formatura os colegas de turma também se distanciam e o círculo de relacionamentos vai se fechando ainda mais. Sobram pais, esposa e talvez filhos e a profissão.

Um pouco adiante os pais nem sempre estão mais presentes e o relacionamento se restringe a esposa e filhos e à profissão.

A obsessão pela profissão médica aumenta mais ainda, os filhos cresceram e você não viu e daqui a pouco a esposa cansa da competição com a sua profissão e finalmente o médico está absolutamente sozinho; ele e sua profissão. Será que estará feliz?

E onde entra a vida pessoal, a satisfação de uma família unida e sólida? E o cuidado com a forma física? E o lazer? Aí começam as doenças, a hipertensão, o estresse, a gastrite, a úlcera, o colesterol.

A perspectiva é a de que este será o milênio do Esporte e do Lazer. Será que a classe médica está pronta para isso? Se você é estudante ou está em início de carreira ainda é tempo de dar uma "sacudida" em sua vida. Pense nisso e procure equilibrar o lado profissional com o pessoal.

E como evolui o relacionamento do médico em seu ambiente de trabalho, como é sua interação com a equipe multiprofissional?

A cultura do médico como semideus faz com que ele se sinta sempre "o chefão" de todas as equipes, o mais importante personagem dentro da estrutura hospitalar. A partir daí ele que, quando estudante, tratava todos os funcionários com carinho e respeito, principalmente porque muitas vezes precisava deles nas fases iniciais de estágio, agora, já formado, perde toda a humildade e passa a tratar todos como subalternos.

Várias vezes presenciamos médicos esbravejando com os funcionários: "afinal de contas o médico aqui sou eu ...".

Algumas especialidades como neurocirurgia, cirurgia cardíaca e terapia intensiva são potencialmente hipertrofiadoras de egos.

A administração moderna sugere que se trabalhe em equipe dentro de um hospital, e os médicos têm muita dificuldade nisso, porque acham que devem comandar sempre.

É muito importante que a classe reflita sobre sua postura dentro do hospital ou mesmo dentro de seu próprio consultório ou clínica. Os médicos precisam manter um bom relacionamento com seus colegas de trabalho, independente do nível socioeconômico e intelectual a que eles pertençam. Precisam tratar com respeito os funcionários, porque não somente dele, mas de todos dependerá a qualidade do atendimento final, garantindo, assim, maior satisfação e, consequentemente, aumento da clientela.

Além disso, você como médico deve dar um atendimento especial aos seus próprios colegas de profissão, principalmente se você for especialista e depender de indicações de outros colegas para ter clientela no consultório ou ambulatório.

Hoje valoriza-se muito o marketing "boca a boca" que é praticado principalmente pelos clientes, mas também por funcionários e por colegas de profissão.

Lembre-se: sua fama, boa ou ruim, pode começar dentro do seu próprio local de trabalho.

Já comentamos que a atividade médica é, por si só, altamente estressante, sendo importante que se busque algumas válvulas de escape para evitar gastrites, úlceras e distúrbios emocionais maiores.

O relacionamento interpessoal é uma das mais importantes fontes de estresse, portanto o médico deve se conscientizar de que no seu dia a dia ele deve tentar fazer com que estes relacionamentos fluam com mais tranquilidade. Pequenas dificuldades operacionais que acontecem com frequência nos nossos ambientes de trabalho não devem ser encaradas com tanta grandeza a ponto de nos angustiarem demasiadamente.

Os exames de laboratório do seu paciente não estão dentro do prontuário? O paciente ainda não desceu para a tomografia? A dieta veio trocada? O estado clínico piorou? Você não consegue fazer o diagnóstico? O acompanhante está reclamando? O salário está atrasado? Tudo isso acontece com bastante frequência nos hospitais e você não pode deixar estes pequenos problemas abalarem o seu humor. Aprenda a lidar com eles sem se estressar. No início parecerá difícil, mas depois você terá mais facilidades em "manipular" estas situações.

Não achamos que você deva ignorar os problemas, mas simplesmente resolva-os sem ansiedade e estresse. Você é o que mais sofre e se prejudica quando fica nervoso e, além de tudo, termina por estressar também seus colegas.

Procure ser otimista e alegre no seu dia a dia e com o tempo, você conseguirá transmitir para seus colegas de trabalho o grau de responsabilidade e profissionalismo que gostaria que eles tivessem.

Infelizmente, o médico necessita aprender a lidar com um sentimento negativo, muito pobre, que normalmente ele não imagina que poderia encontrar em colegas de profissão, que é a inveja. Quanto mais sucesso você obtiver na sua carreira, mais terá que conviver com isso. Colegas que julgava amigos, ficam surpresamente incomodados com sua vitória profissional. É triste constatar este sentimento, porém você não deve se abalar com ele. Construa sua própria carreira, tenha sucesso e torça para que seus amigos também brilhem. Há espaço para todos. Risque a palavra inveja do seu dicionário.

O bom humor, a responsabilidade, o otimismo, o prazer em fazer as coisas bem feitas são contagiantes. Use isso e trabalhará mais tranquilo e feliz. É uma válvula de escape.

Administre o seu tempo, mesmo que isso pareça impossível, fabrique algum tempo livre para um cineminha, um chope, um teatro, um filme na TV, a ginástica ou um final de semana fora da cidade e verá como isso aliviará suas tensões e recarregará suas baterias.

Arranje um tempo para você mesmo, para ficar sem fazer nada na varanda da sua casa e relaxe, sem preocupações naquele momento, sem precisar pensar em nada. Simplesmente faça contato com você mesmo.

E nos seus relacionamentos pessoais, seja mais tranquilo, não esquente com tudo, não faça grande os fatos negativos que são pequenos, aprenda a ser mais tolerante com as pessoas.

Se algum parente ou amigo lhe tratou mal sem nenhuma explicação, entenda que ele pode ter sido motivado por alguma razão que nem sempre tem a ver com você.

Lembre-se: A vida é fácil, as pessoas é que a tornam complicada.

"A glória floresce, mas não produz frutos."
R.C. Trench

O Consultório Médico

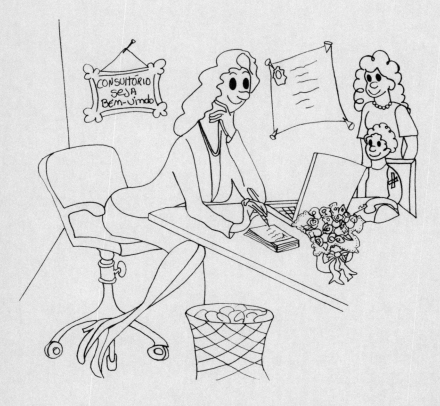

Tenha um carinho especial
pelo seu consultório.
Ele deve refletir a sua imagem.
Orgulhe-se dele.

6

A atividade de consultório próprio ainda é uma das mais importantes na vida profissional de um médico. Não apenas pelo que ela pode propiciar, como ganho financeiro, mas também pelo aspecto psicológico de representar realmente uma atividade liberal.

É o local de trabalho onde o médico se sente independente, livre para tomar todas as decisões, definir seu próprio horário de trabalho, usar a vestimenta que quiser, utilizar seus objetos pessoais de decoração, escolher sua secretária; enfim, ele sente que é o dono de si mesmo.

Embora a Medicina seja considerada uma profissão liberal, talvez o consultório seja o único local de trabalho do médico onde isso realmente ocorra.

Não é fácil iniciar um consultório e ter imediatamente uma grande clientela. Exceto em raras exceções, o consultório é uma atividade de longo prazo e por isso mesmo quanto mais cedo for iniciada melhor.

No início de sua carreira é normal que o médico não se sinta totalmente seguro; mesmo assim, acreditamos que ele deva começar o atendimento de consultório o mais rapidamente possível, de preferência logo no primeiro ano de residência.

Em algumas áreas mais especializadas, como neurocirurgia, cirurgia plástica, oncologia e outras, o consultório deve ser iniciado mais tarde, quando o médico já tiver obtido seu título de especialista.

De qualquer modo, nas outras especialidades o médico ao iniciar as atividades de consultório deve sempre ter o apoio de outro médico mais experiente, a quem possa recorrer em caso de dúvida. Ele não precisa discutir sobre todos os pacientes do consultório com seu "supervisor", apenas consultá-lo esporadicamente.

Como no consultório dificilmente se lida com pacientes graves, que possam apresentar risco de morte, o sistema de supervisão é suficiente.

No início de carreira, existe ainda uma indefinição sobre o melhor bairro para se iniciar esta atividade. Além disso, a montagem do consultório — incluindo compra ou aluguel da sala, projeto arquitetônico, obras, decoração e legalização — representa um gasto alto, muitas vezes incompatível com a situação financeira do recém-formado, por isso sugerimos que você sempre inicie, simplesmente, alugando um horário no consultório de algum médico da sua especialidade.

Atualmente, um horário de quatro horas semanais custa um salário mínimo mensal, ou seja, se você usar o consultório todas as quintas-feiras, das 16 às 20 horas, pagará por mês um salário mínimo. No início apenas um horário semanal é suficiente.

Se o horário da residência médica for muito apertado, sábado – manhã ou tarde – pode ser uma boa opção para iniciar a atividade de consultório.

Para se ter uma ideia da evolução do número da clientela, estima-se que de um modo geral você precise de dois anos de atividade de consultório para estar atendendo a média de 20 pacientes por mês, o que ainda não seria suficiente para você arcar com as despesas integrais de um consultório montado e administrado por você mesmo.

As exigências para você iniciar a atividade de consultório são as seguintes:

- Local (de preferência horário alugado em local próximo da sua residência, atual ou futura)
- Cartão de visitas
- Bloco de receituário
- Carimbo com o número do CRM e do CIC
- Bloco de recibos (pode ser comum, comprado em qualquer papelaria)
- Instrumentos médicos mínimos conforme sua especialidade

Além disso, você deve estar em dia com sua anuidade no CRM e deve ter um alvará de funcionamento, que não precisa, obrigatoriamente, estar com o endereço do consultório alugado, já que no alvará pode constar o endereço de seu domicílio.

Algumas especialidades são compatíveis num mesmo consultório, outras não. É interessante tentar começar em um consultório da mesma especialidade, mas nem sempre isto é viável, apenas se preocupe em evitar algumas incompatibilidades, como, por exemplo, pediatria com geriatria ou cardiologia com pediatria ou urologia com ginecologia.

Alguns detalhes também devem ser observados. Um consultório de oftalmologia ou ortopedia não pode estar localizado em um sobrado sem elevador, pela dificuldade de acesso dos pacientes.

Não basta você ser um bom médico, é preciso também "parecer ser" um bom médico. É fundamental que você e o local onde presta seus serviços tenham boa aparência, já que é comum o cliente associar o visual à qualidade do serviço.

Portanto, algumas características são indispensáveis num consultório:

- Cores claras
- Muita limpeza na sala de espera
- Secretária de uniforme, simpática, comunicativa e de boa aparência
- Revistas atualizadas na sala de espera
- Televisão na sala de espera
- Folhetos sobre prevenção de doenças da especialidade
- Brinquedos na sala de espera, se for um consultório pediátrico
- Consultórios limpos e bem arrumados
- Lençóis da maca limpos ou descartáveis
- Médico bem apresentado, barba feita, uniforme limpo, cabelos penteados, boa caneta, sapatos limpos, unhas cortadas
- Pia dentro do consultório
- Atendimento telefônico simples, educado e ágil
- Consultas com hora marcada e sem atraso

O sucesso do consultório depende de muitos fatores, além do conhecimento e da capacidade técnica do profissional, e você precisa se preocupar com eles:

SECRETÁRIA

É fundamental o papel da secretária num consultório médico, portanto escolha com critério. Ela não precisa ser bonita, mas deve ser simpática, educada, dedicada, responsável e, principalmente, organizada.

As secretárias devem sempre usar uniforme e precisam ser orientadas sobre a importância de manter a boa aparência: uniforme limpo e arrumado, batom discreto, cabelos penteados ou, de preferência, presos e unhas feitas.

Ela também deve ser eficiente, porém discreta ao telefone: "clínica do Dr. Luís Felipe, bom dia", ou identificando-se: "clínica do Dr. Antônio Paulo, Maria das Graças, bom dia". O telefone em um consultório deve ser atendido prontamente, de preferência antes da terceira chamada e as conversas telefônicas devem ser rápidas; a secretária, ou mesmo o médico, não deve usar o telefone da clínica para "bater papo".

As ligações telefônicas não devem ser transferidas para dentro do consultório, a não ser quando se tratar de colegas de profissão ou de emergências. É melhor que o médico retorne as ligações para os seus clientes, nos intervalos das consultas, evitando deixar um acúmulo de telefonemas para o término do atendimento.

ADMINISTRAÇÃO DA ESPERA

Normalmente os clientes ficam ansiosos quando estão no consultório médico, por isso é importante que a sala de espera seja administrada e a sensação de que o tempo está passando seja diminuída.

Contribui para isso: secretária comunicativa e simpática, porém discreta, revistas novas de fácil leitura (não ponha livros na sala de espera), televisão, vídeos educativos, folhetos de orientação médica sobre a especialidade e cafezinho.

Se o consultório for de pediatria, alguns brinquedos, ou mesmo a presença de uma recreadora, podem alegrar a garotada e fazer o tempo passar rapidamente.

ORGANIZAÇÃO DA AGENDA MÉDICA

A secretária é a responsável pela organização da agenda do médico, assim ela precisa marcar com atenção todos os seus compromissos, inclusive as consultas, devendo o profissional evitar atrasos no atendimento, porque isto é uma das maiores queixas dos clientes em relação a consultórios e clínicas. É preciso quebrar o tabu de que todo médico atrasa no consultório.

As consultas podem ser marcadas de meia em meia hora ou de hora em hora, de acordo com a especialidade ou dependendo se é consulta de primeira vez ou de seguimento.

No início do funcionamento do consultório, sugerimos que as consultas sejam marcadas bem próximas umas das outras para que um paciente veja o outro saindo e se evite a sensação de consultório vazio e de médico sem clientela. Além disso, pode-se pedir aos pacientes para que cheguem 10 minutos antes do horário marcado para preenchimento da ficha. Isto permitirá que as consultas não fiquem atrasadas e também que um paciente encontre o anterior e não tenha a sensaçao de ser o único cliente daquele profissional.

Outra observação: a sala de espera não deve ter relógio na parede. Olhar o tempo passar não é muito agradável para a clientela.

ARRUMAÇÃO E LIMPEZA

Tanto a sala de espera quanto a sala de atendimentos devem ser rigorosamente limpas e bem arrumadas. Medicina e falta de higiene nunca combinaram. Não é aceitável um monte de papéis na mesa da secretária ou do médico, poeira em cima dos móveis ou banheiro sem sabonete ou papel higiênico. Vassouras e panos de chão atrás das portas dos banheiros é terrível.

Os lençóis da maca de exames também devem ser limpos, sem rasgos ou furos e, se possível, descartáveis.

Detalhes como quadros tortos nas paredes desvalorizam o consultório e, por incrível que pareça, prejudicam a imagem do médico.

O MÉDICO NO CONSULTÓRIO

Lembre-se de que o cliente julga o que vê, portanto a apresentação e postura do médico no consultório é muito importante para criar um clima de confiança entre o paciente e o profissional, condição indispensável na Medicina.

O médico deve estar sempre com boa aparência, rosto lavado e barbeado, cabelos penteados, unhas limpas e usando uniforme, que pode ser um avental por cima da roupa. Julgamos a gravata um acessório dispensável, mas se você quiser dar uma impressão de maior seriedade para compensar o pouco tempo de formado e a sua aparência de menino, ela pode ser utilizada. As médicas podem usar também um avental sobre a roupa ou um *tailleur* branco.

Se você é jovem e tem pouco tempo de formado deve tratar os clientes sempre por Sr. ou Sra. Este ar de formalidade é visto pelo cliente como um sinal de seriedade profissional.

Também sugerimos que você cumprimente e aperte a mão de todos os pacientes e acompanhantes ao conduzi-los ao consultório. Se você lembrar dos seus nomes, eles ficarão muito felizes.

Seja atencioso com seus clientes, faça a anamnese atentamente, olhando nos olhos deles. No momento do exame físico, faça-o minuciosamente e explique sempre seus procedimentos.

No final da consulta seja conclusivo, diga com clareza o que achou, o diagnóstico, faça a prescrição e a explique com tranquilidade e detalhes. Fale sobre o prognóstico e pergunte sempre se ficou alguma dúvida. Despeça-se sempre com um aperto de mão, mas não diga "volte sempre" para seus clientes.

Uma observação: controle o tempo da sua consulta, mas não deixe o paciente notar que o está fazendo.

CONTROLE ADMINISTRATIVO

Seu consultório deve ser controlado do ponto de vista administrativo. Crie seus mapas de controle de consultas e de controle financeiro. Oriente a secretária a organizar arquivos de documentos e de correspondências enviadas e recebidas e a manter a agenda de telefones atualizada.

Faça uma relação do patrimônio, incluindo mobiliário e equipamentos. Controle o estoque de impressos e de medicamentos de urgência.

MÉDICOS ENCAMINHADORES

Sua ficha deve conter um campo para identificação da origem de sua clientela. Se você é um especialista e recebe clientes de outros colegas, mande sempre um relatório do atendimento por correio, fax ou e-mail e por telefone quando achar que o caso é mais grave e exige uma comunicação pessoal.

Não mande presentes para os colegas que encaminham pacientes. Não é um procedimento bem aceito.

GRAU DE SATISFAÇÃO DA CLIENTELA

Você deve medir o grau de satisfação de sua clientela com um questionário simples, cujo modelo encontra-se no final deste capítulo. Deixe este questionário na sala de espera, com uma urna para que os clientes não tenham constrangimento em responder.

Analise-os com tranquilidade e não fique irritado com o aparecimento de algumas críticas. Use-as para aprimorar seu funcionamento.

Mensagens de aniversário ou de Natal são detalhes que o diferenciarão e aumentarão a satisfação dos seus clientes, porém não esqueça de eliminar de seu cadastro os pacientes que faleceram. Suas famílias não gostarão de receber cartões de aniversário em nome do "falecido".

IMPRESSOS

Você deve dedicar uma atenção especial aos impressos utilizados no consultório. Não tente elaborá-los sem a ajuda de um profissional.

O receituário deve conter seu nome, especialidade, número do CRM, CIC, endereço completo do consultório, números de telefones comercial e celular; dados que precisam ser diagramados adequadamente para dar ao receituário uma apresentação agradável.

Nos cartões de visita, que devem ter alguma identidade visual com o receituário, não é necessário colocar o CIC, mas sim o e-mail e a *home page*.

Você pode usar um bloco comum de recibos, comprado em papelaria, ou mandar imprimir um personalizado.

São impressos úteis, porém não obrigatórios: cartões de aniversário, de Natal, envelopes timbrados, papel de carta e boletins informativos sobre prevenção de algumas doenças de sua especialidade.

Portanto, cuide com carinho de seus clientes, mas também tenha um carinho especial pelo seu próprio consultório. Sinta-se orgulhoso dele.

"Quem não for cavalheiro,
que o pareça.
Machado de Assis

AVALIAÇÃO DO GRAU DE SATISFAÇÃO DA CLIENTELA

Prezado Cliente

Sua opinião é muito importante para nós.
Por favor, responda às perguntas abaixo e coloque na urna da recepção.
Não é necessário que você se identifique.

1. Há quanto tempo é cliente do consultório?..

2. Você está satisfeito com o atendimento no consultório?
Sím ( )   Não ( )   Mais ou Menos ( )

3. Assinale seu grau de satisfação:

ITEM	BOM	REGULAR	RUIM
Atendimento telefônico	( )	( )	( )
Atendimento da recepcionista	( )	( )	( )
Atendimento médico	( )	( )	( )
Marcação de consultas	( )	( )	( )
Horário de funcionamento do consultório	( )	( )	( )
Cumprimento do horário das consultas	( )	( )	( )
Tempo de duração das consultas	( )	( )	( )
Limpeza do consultório	( )	( )	( )
Decoração do consultório	( )	( )	( )
Preço da consulta	( )	( )	( )
Organização do consultório	( )	( )	( )

4. Sugestões e críticas:
....
....
....
....

RESPONSABILIDADE CIVIL DO MÉDICO

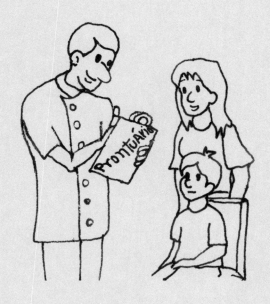

Previna-se de problemas.
Seja minucioso e documente
seus atendimentos.

7

O médico apresenta grande dificuldade em lidar com a burocracia diária, porém é necessário que se familiarize com ela e passe a aceitá-la como parte integrante de suas atividades.

A simples documentação dos atos médicos e o registro dos acontecimentos ocorridos durante a internação de um paciente é visto pelo profissional como algo enfadonho e desnecessário. No entanto, uma documentação adequada não somente é indispensável para um bom acompanhamento clínico do paciente. como também passa a ser fundamental quando o desempenho do médico é questionado juridicamente.

Os médicos têm pouca paciência para descrever as próprias cirurgias que realizam, detestam os trâmites burocráticos exigidos pelos convênios e somente darão importância a estes aspectos quando necessitarem deles para se defender de um processo movido por algum paciente.

Nos últimos anos, a imprensa tem divulgado com insistência os chamados "erros médicos", criando na população um clima de insegurança e descontiança muito grande, o que prejudica o desempenho profissional e dificulta o relacionamento médico-paciente.

Este fato vem adquirindo um vulto maior com o aparecimento das Associações de Vítimas dos Erros Médicos.

Por isso, o profissional deve estar preparado não somente para errar menos, mas também para se defender dos possíveis erros e consequentes processos judiciais.

O desenvolvimento acentuado da tecnologia moderna permite ao médico maior segurança no diagnóstico e tratamento, porém desloca o centro do exercício da medicina de um campo subjetivo para um outro cada vez mais objetivo e inquestionável, em que uma falha do profissional pode ser mais facilmente caracterizada.

Portanto, o médico deve se aprimorar no desempenho da sua profissão, aprendendo a documentar todos os seus atos de forma clara e completa.

É difícil para a classe médica, que luta sempre para salvar vidas e minimizar o sofrimento alheio, aceitar o fato de que pode, em algumas situações, estar sendo acusada de provocar danos aos seus clientes, mas deve-se entender que o sentimento de revolta, que surge na família após a morte de um paciente no hospital, dificulta a aceitação do fato e induz a uma busca de culpados, sendo algumas vezes o médico apontado como o responsável pela derrota.

Juridicamente a responsabilidade é caracterizada como o dever de reparar um prejuízo provocado por omissão, culpa ou dolo e o médico pode ser responsabilizado, tanto civil quanto criminalmente, por danos provocados aos pacientes.

A responsabilidade civil é caracterizada quando o elemento agredido é o indivíduo e fica claro um dano material. Neste caso, o prejuízo deve ser reparado pelo agente causador.

Na responsabilidade criminal ou penal, o ofendido passa a ser a sociedade como um todo e a ordem social deve ser restabelecida através de uma punição.

Em 8.1.1988, a Resolução n° 11.246 do Conselho Federal de Medicina aprovou o Código de Ética Médica com o objetivo de nortear o trabalho deste profissional.

A responsabilidade do médico é admitida quando ele agir com dolo ou culpa. Nem sempre é fácil a comprovação disso, porém, mais uma vez, um prontuário médico bem documentado pode facilitar a defesa do profissional.

O dolo é caracterizado pela "Intenção" de provocar o dano.

A culpa pode ser provocada por "Imprudência", quando o profissional deixa de tomar medidas de cautela necessárias àquele ato diagnóstico ou terapêutico, ou seja, praticou alguma ação intempestiva, sem a prudência necessária.

É o caso do médico que realiza uma biópsia hepática em um paciente com reconhecido distúrbio de coagulação e assim provoca uma hemorragia e a morte do paciente. Foi imprudente e portanto culpado.

A culpa por "Imperícia" é caracterizada quando o médico não está habilitado a desempenhar aquele ato.

Um exemplo é a situação do médico residente que nunca fez um punção de subclávia e ao executá-la provoca um pneumotórax com consequente insuficiência respiratória e morte. Não tinha a perícia suficiente para aquela prática e assim também é culpado.

A culpa também pode ser por "Negligência", quando o médico deixa de praticar alguma medida que sabia ser necessária, provocando assim algum dano ao paciente.

É o caso do médico que, num pronto-socorro, deixou de solicitar uma tomografia computadorizada para um paciente atropelado e este faleceu posteriormente com uma hemorragia intracraniana. Foi negligente e consequentemente culpado.

O erro de diagnóstico médico, quando ocorre, não induz à responsabilidade do profissional, porém o erro injustificável, provocado por um exame físico superficial e incompleto, pode comprometer a responsabilidade médica. Por isso ressaltamos a importância da boa documentação dos atos médicos, por mais simples que eles sejam.

Se você acompanha um paciente com câncer e prescreve uma quimioterapia que provoca queda de cabelos, embora este não deixe de ser um dano provocado ao cliente, não é caracterizada a culpa, por tratar-se de uma iatrogenia onde não houve imprudências nem imperícia ou negligência.

No entanto, se você trata desnecessariamente um tumor benigno com quimioterapia e provoca a perda de cabelos, poderá ser julgado culpado por imperícia e ter que indenizar o paciente.

Em processos judiciais movidos contra médicos, sempre foi necessária a comprovação, por parte do acusador, ou seja, o paciente precisava provar a culpa do profissional.

A partir do Código de Defesa do Consumidor, criado pela Lei nº 8.078 de 1990, ocorreram mudanças nesta abordagem. O artigo 14 diz que o fornecedor de serviços responde, *independentemente da culpa*, pela reparação dos danos causados ao consumidor por defeitos relativos à prestação de serviços.

Isto significa que deixa de caber ao acusador a prova da culpa, passando a ser da responsabilidade do réu *comprovar que não tem culpa*.

Isto mudaria muito a situação, porque em várias ocasiões seria extremamente dificil para o médico provar que não é culpado,

No entanto, o próprio Código de Defesa do Consumidor, neste mesmo artigo, no parágrafo 4, exclui os profissionais liberais deste item, quando diz que: "A responsabilidade pessoal dos profissionais liberais será apurada mediante a apuração da culpa", ou seja, para os profissionais liberais, como o médico, continua sendo obrigatório que o acusador comprove a culpa e não que o profissional tenha que provar que não é culpado.

Porém, o artigo 6, VIII deste Código faculta ao juiz, quando este achar cabível, *a inversão do ônus da prova* em processos contra profissionais liberais, o que significa que em situações onde o juiz acredite ser difícil, do ponto de vista técnico, o acusador provar a culpa do médico, a inversão do ônus da prova exigirá que o médico prove que não é culpado.

Embora prejudicial à classe médica, a "inversão do ônus da prova" é considerada nos meios jurídicos internacionais um grande avanço e talvez a única maneira efetiva de diminuir os erros médicos.

O médico se expõe frequentemente a possíveis processos judiciais, porque não reconhece a importância de solicitar o consentimento escrito para alguns procedimentos que executa, já que o médico não tem o direito de realizar com o paciente, esteja ele consciente ou não, experiências científicas, transplantes, cirurgias. anestesias e tratamentos especiais sem que o próprio paciente ou seu responsável dê a permissão, exceto quando houver perigo iminente de morte.

Se durante uma cirurgia o profissional necessitar fazer alguma intervenção especial, ele não precisará interromper o ato cirúrgico para solicitar a permissão da família.

Por exemplo, se uma paciente vai ser submetida a um parto cirúrgico e durante o procedimento há necessidade de ser realizada uma histerectomia total, o médico pode realizá-la, sem o consentimento prévio da família.

Um problema relativamente comum na prática médica refere-se aos pacientes que por crenças religiosas (Testemunhas de Jeová) não permitem as transfusões de sangue. A recomendação legal é que não havendo perigo iminente de morte, seja respeitada a vontade do paciente, porém se o houver, o médico deverá realizar a transfusão sanguínea necessária.

Outro questionamento ético é sobre a Eutanásia, que embora não tenha legislação própria, nao é permitida. O Código de Ética Médica diz: "É vedado ao médico utilizar, em qualquer caso, meios destinados a abreviar a vida do paciente, ainda que a pedido deste ou de seu representante legal."

Especialistas em terapia intensiva deparam-se frequentemente com este problema e devem estar atentos às recomendações do Código de Ética para evitar futuros envolvimentos processuais.

Um aspecto que também deve ser respeitado rigorosamente é o segredo profissional. O artigo 154 do Código Penal diz ser crime a violação do segredo profissional, portanto fica o médico exposto a processos civis quando infringe este artigo.

O médico deve saber que o paciente tem direito ao acesso e cópia do prontuário clínico hospitalar ou ambulatorial, a qualquer momento. No entanto, não deve ser permitido o acesso de terceiros aos prontuários, a não ser que haja ordem judicial.

Você também deve estar atento ao artigo 269 do Código Penal que diz ser violação da lei o médico deixar de denunciar às autoridades públicas doenças de notificação compulsória. A comunicação pode ser feita por via telefônica ao centro de saúde mais próximo do seu hospital ou consultório.

O atestado médico também deve ser encarado com maior responsabilidade pela classe médica.

Já comentamos sobre os atestados que são solicitados frequentemente por amigos, funcionários e parentes.

O artigo 302, do Código Penal ressalta ser crime passível de detenção, dar, o médico, no exercício da profissão, atestado falso...

Em relação ao atestado de óbito as precauções devem ser redobradas, pois muitas vezes estão envolvidos homicídios ou discussões sobre heranças.

A Resolução n° 1.290 de 1989, do CFM, ressalta que o médico só atestará o óbito após tê-lo verificado pessoalmente. No entanto é seu dever atestar o óbito de paciente ao qual venha prestando assistência médica.

Nos casos de morte violenta, é vedado ao médico assistente fornecer o atestado de óbito. cabendo o procedimento a outro médico, designado legalmente para isso.

Outro aspecto importante é a chamada "omissão de socorro". O artigo n°58 do Código de Ética Médica ressalta que é vedado ao médico deixar de atender paciente que procure seus cuidados profissionais em caso de urgência, quando não haja outro médico ou serviço na condição de fazê-lo.

Não pode o profissional nestas situações alegar estar de folga ou ser de outra especialidade.

Se um médico é funcionário do hospital, o processo de responsabilidade civil, instituído por um paciente atingirá em primeira instância ao hospital a quem cabe a a defesa e se condenado a indenização.

Em segunda instância, acreditando o hospital que a culpa é do médico, ele poderá processar o profissional para reaver os valores indenizados.

Tratando-se de médico assistente, não funcionário do hospital, que apenas usa as instalações hospitalares para internação de seus pacientes, o próprio médico será o responsável pelos seus atos e, consequentemente, terá que indenizar o paciente.

Pelo que vemos na imprensa, com a divulgação sensacionalista dos "erros médicos", a tendência é termos um número cada vez maior de processos indenizatórios envolvendo profissionais de saúde.

A experiência vinda do exterior mostra que este fato resultará em uma necessidade crescente dos médicos se protegerem financeiramente de processos judiciais, através de seguros para cobertura de indenizações por erros médicos.

A consequente facilidade que poderá ser criada em relação aos pacientes conseguirem indenizações, provavelmente acarretará uma enxurrada de processos judiciais.

Portanto cabe ao médico ser o mais criterioso possível no desempenho da sua profissão. Seus atos devem ser sempre baseados em conhecimentos técnicos bem definidos e constantemente atualizados.

Acima de tudo, o médico deve estar ciente das legislações relativas ao desempenho de suas atividades, conhecer as resoluções dos Conselhos Regionais e Federal de Medicina e o Código de Defesa do Consumidor, além de procurar documentar bem todos os seus atos.

O médico não deve fugir da burocracia, mas sim entendê-la e simplificá-la.

"Tende cuidado de não matar nenhum homem com a seiva de uma raiz...

Não revelareis os segredos que vos tenham sido confiados...

Não aceitareis o suborno para fazer mal ou para matar..."

Hipócrates

CONVÊNIOS MÉDICOS

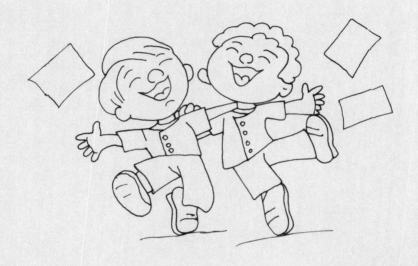

Convivência pacífica com regras saudáveis de mercado poderá ser a solução para o sistema de saúde.

8

É grande a expectativa dos estudantes no final da faculdade e também dos médicos recém-formados em relação aos convênios médicos.

Considerados por muitos como uma "praga", que excluiu a Medicina da lista de profissões liberais, representando uma intermediação nociva dos serviços médicos, os convênios podem ser encarados de uma forma mais branda, porque também apresentam alguns aspectos positivos.

Estima-se que 40 milhões de brasileiros tenham direito a um plano de saúde, quer seja Medicina de Grupo (Golden Cross, Amil, Intermédica...), Cooperativa Médica (Unimed), Seguros-saúde (Bradesco, Sulamérica...) ou mesmo Caixas de Assistência Médica (Caberj, Caarj...).

Considerando que o Sistema de Saúde Pública apresenta grandes dificuldades na maioria das cidades brasileiras, e é até caótico em muitos locais, o aparecimento dos planos de saúde representa uma possibilidade de acesso ao tratamento médico para uma grande parcela carente da população. Neste aspecto, os planos de saúde trouxeram benefícios para o País.

O crescimento dos planos de saúde é uma tendência universal, havendo proliferação acentuada em diversos países.

Existe uma tendência crescente das empresas, talvez mais preocupadas com o absenteísmo do que propriamente com a saúde do trabalhador, de fornecerem planos de saúde como benefício para seus funcionários.

A população do Brasil é muito pobre e não podendo ter acesso ao sistema público de saúde também não terá ao sistema privado, se tiver de pagar pelos serviços cada vez mais caros na área de saúde.

À medida que a Medicina vem se aprimorando, do ponto de vista tecnológico, com o aparecimento de novos exames e tratamentos mais sofisticados, o custo dos serviços aumenta acentuadamente.

E o ciclo do subdesenvolvimento vai se perpetuando:

Novas tecnologias — medicina mais cara — poucas verbas públicas — serviços públicos de saúde mais deficientes — população pobre sem condição de pagar por serviços particulares — mais pessoas sem acesso aos sistemas de saúde — mais doenças — menos desenvolvimento da população.

Analisando tudo isso temos que reconhecer que o aparecimento dos planos de saúde foi um fato positivo para a população e, consequentemente, também para a classe médica.

A falta de legislação pertinente e o controle dos planos de saúde permitiram o surgimento de um mercado conturbado, com um relacionamento comercial doentio entre os prestadores de serviços (médicos e hospitais) e os compradores (convênios).

A causa disto tem origens mais profundas, que devem ser analisadas, para que se possa ter uma visão mais correta do cenário atual e se possa entender prováveis tendências futuras.

No Brasil, de modo geral, os preços cobrados pelos planos de saúde são baixos, quando comparados com valores internacionais, e muitas vezes insuficientes para cobrir o funcionamento operacional e ainda gerar lucros. O resultado disso é que os valores pagos pelos planos à classe médica são muito aquém do que os médicos julgam justos, o que gera uma grande insatisfação da classe em relação aos convênios.

O funcionamento dos planos está apoiado em cálculos de riscos do evento doença, e como nossa população é muito pobre, desnutrida, sem condições sanitárias adequadas, o risco de doença é muito maior.

O progresso recente e célere das comunicações permitiu maior facilidade de acesso a periódicos científicos, e o advento da Internet contribuiu para empurrar o médico na busca de uma medicina mais técnica e, consequentemente, mais custosa. Surge então uma grande incoerência: Medicina cara de primeiro mundo, tentando conviver com dinheiro pequeno de terceiro mundo. É uma situação complicada e de difícil resolução.

A classe médica nunca esteve sensibilizada para conter os custos, sempre crescentes. Em contrapartida, os planos de saúde elaboram várias estratégias para manter estes custos o mais baixo possível e, com isso, aumentar sua lucratividade.

Cedo os planos identificaram que era mais fácil tentar conter as despesas do que aumentar os valores das mensalidades, principalmente porque a concorrência ficava cada vez mais acirrada e os maiores compradores de planos, as empresas, não estavam aceitando valores mais altos.

Os convênios se aproveitaram da desorganização de médicos e hospitais e foram gradativamente reduzindo suas tabelas. Se médicos e hospitais tivessem sempre seus custos planilhados, talvez não perdessem a oportunidade de argumentar adequadamente na discussão dos valores.

Os vendedores de serviços (médicos e hospitais) e os compradores (planos de saúde) nunca se uniram, objetivando, realmente, chegar a um consenso e tentar viabilizar o sistema. Presenciamos muitas reuniões disfarçadas de boas intenções, porém sempre com o objetivo oculto de levar vantagem na negociação.

A relação entre compradores e vendedores de serviço passou a ser totalmente patológica. Médicos reclamam que os valores pagos são injustos e os convênios reclamam que os preços são altos.

Como os médicos não conseguem dimensionar a força que têm e ao mesmo tempo não conseguem se organizar, munidos de argumentos econômicos sólidos, estão sempre em desvantagem nas negociações.

Infelizmente, muitos médicos, revoltados com esta situação, passaram a prestar serviços de qualidade inferior para os pacientes de convênios. Não concordamos em nenhuma hipótese com esta conduta. Você deve ser o mesmo profissional em qualquer circunstância, independente de pagamento. Se não concorda com os valores pagos, decida se quer continuar ou não credenciado, mas caso opte pelos convênios, faça seu trabalho com consciência e profissionalismo.

Não satisfeitos com as tabelas baixas e talvez com dificuldades financeiras por não conseguirem administrar seu fluxo de caixa, os planos de saúde passaram a não pagar nem mesmo os valores definidos pela tabela em vigor (tabela da AMB — Associação Médica Brasileira) e instituíram a chamada "glosa". Você envia sua cobrança de acordo com uma tabela previamente acordada e os convênios cortam o que acham que não devem pagar, além de pagarem, geralmente, muito tempo depois do prazo estipulado em contrato.

Você precisa telefonar para marcar, com dificuldade, uma revisão de glosas", à qual, pela falta de tempo, você não pode comparecer e acaba solicitando à secretária que o represente. O resultado é que na maioria das vezes ela não consegue recuperar o dinheiro que você deixou de receber.

Muitas vezes o erro na cobrança é da responsabilidade do próprio consultório, pela sua falta total de organização. O médico diz que não gosta de burocracia e delega amplos poderes a secretária na confecção das faturas. Ela, pouco treinada, confunde códigos, preenche guias erradamente, não solicita que o cliente assine as planilhas; enfim, dificulta ainda mais o já emperrado relacionamento com os convênios.

Embora, nos contratos entre clientes e planos de saúde, não existam cláusulas limitadoras do número de consultas mensais, se o paciente volta ao consultório para um novo atendimento num prazo inferior a 15 dias, mesmo que seja por outra patologia totalmente diferente da primeira, o convênio vai "glosar" esta segunda consulta. E você não pode cobrá-la do cliente porque seu contrato com o plano de saúde estipula que você está proibido de fazer qualquer tipo de cobrança diretamente ao paciente.

É uma relação absolutamente doentia.

Sabendo deste relacionamento totalmente conturbado, o médico deve ter convênios ou pode dispensá-los e sobreviver somente com clientela particular?

Não somente achamos que os convênios são um mal necessário, como acreditamos que os médicos, principalmente em início de carreira, não podem dispensar os convênios.

Em um estágio posterior, quando o médico atende vários convênios e está com uma clientela grande, ele pode começar a fazer o que chamamos de seleção de clientela, começando a cortar os piores convênios e, talvez, um dia possa atender somente a pacientes particulares.

Evidentemente que esta estratégia de seleção de clientela, como a diminuição de convênios, é um pouco perigosa e deve ser feita com muita cautela. Você pode correr o risco de ficar com seu consultório vazio.

Além disso, a especialidade do médico influencia diretamente na possibilidade de não trabalhar com convênios. Por exemplo, áreas comuns que envolvem pouco risco de morte, como pediatria e clínica médica, sempre terão grande dificuldade de sobreviver sem convênios. Especialidades como oncologia e cirurgia plástica estética (que não é coberta pelos convênios) poderão ter mais facilidade de depender exclusivamente de clientes particulares.

Prática comum em pediatria: a criança tem um pediatra de longa data que não atende a convênios e o pai recebe um plano de saúde familiar como beneficio da empresa onde trabalha. Na situação de dificuldade econômica que o país enfrenta, qual tem sido a opção?

No dia a dia, para coisas banais, a família levará a criança no pediatra do convênio. Somente se aparecer algum sintoma ou doença mais séria ela procura o pediatra antigo da família.

E os médicos recém-formados têm facilidade de conseguir convênios em seu consultório? Resposta: Não. Além de a maioria dos convênios exigirem o título de especialista, muitas outras dificuldades são impostas e os convênios, sob a alegação constante de que no momento os credenciamentos estão fechados por excesso de médicos, mantêm um indisfarçável poder que lhes permite negociar, com os médicos ávidos pelo credenciamento, valores mais baixos de pagamento por serviços prestados.

E o convênio universal proposto pelos Sindicatos, Conselhos Regionais e Sociedades de Especialidades, que poderia ser uma grande conquista, continua distante, pois os médicos desesperados em conseguir credenciamentos esquecem a união da classe e negociam isoladamente.

Situação difícil, insolúvel e sem perspectivas? Acreditamos que não.

A nova regulamentação dos planos de saúde, feita pela ANS, definindo serviços mínimos a serem obrigatoriamente cobertos pelos planos, deve forçar os planos pequenos a se fundirem ou serem incorporados por empresas mais sólidas e também mais sérias, que terão de se adequar às regras normais de mercado, que a médio ou longo prazo tendem sempre a acabar com qualquer relação comercial que não seja saudável.

Os planos de saúde remanescentes provavelmente conseguirão elevar os valores das suas mensalidades e poderão assim respeitar mais os vendedores de serviços — médicos e hospitais —, que por sua vez terão que entender que, independente de continuarem procurando desempenhar uma medicina de boa qualidade, precisam também cooperar para baixar os custos da medicina praticada.

O sistema de *Managed Care*, que tem fundamentos racionais, mas que foi empregado erradamente e muito subitamente nos Estados Unidos, sem dúvida chegará ao Brasil, provavelmente de forma modificada, contribuindo para uma consciência maior do médico em relação aos custos médicos.

O efeito regulador do sistema *Managed Care*, provavelmente valorizará o médico envolvido com assistência primária e diminuirá a valorização do especialista.

Médicos e Convênios necessitam um do outro. É necessário que se unam para que possam estipular regras saudáveis de mercado que permitam uma convivência pacífica e que tornem o Sistema Privado de Saúde viável do ponto de vista econômico. Todos serão beneficiados, principalmente a nossa população.

> *"Na guerra, não importa quem se proclama vencedor. Não há vencedor. Todos perdem."*
> Neville Chamberlain

Custo e Lucro Profissional

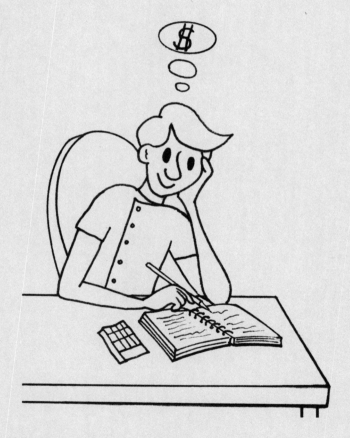

Saiba calcular seu custo, tente sempre reduzi-lo e utilize bem seus lucros.

9

Uma das atividades mais importantes do médico é o consultório particular, que preferimos chamar de consultório próprio, porque com o advento dos planos de saúde deixou de ser uma prática voltada somente para a clientela particular e a maior parte dos consultórios atende muito mais aos pacientes de convênios do que a qualquer outro tipo de paciente.

Como vimos na discussão sobre Marketing, o médico necessita ter critérios para colocar preços nas suas consultas, e um deles é o cálculo do custo de seu consultório.

A prática de analisar todos os seus negócios e investimentos de uma forma mais objetiva, preferencialmente de maneira numérica, deveria ser rotina na vida do médico.

Afinal de contas, o médico necessita saber pelo menos se o seu negócio está sendo lucrativo.

Existem muitas maneiras de se apurar custo, algumas delas bastante complicadas, como levantando o custo direto e indireto ou separando custo fixo e variável, calculando ponto de equilíbrio, analisando aspectos sazonais, separando mão de obra de matéria-prima ou mesmo definindo custo de comercialização.

O médico, que de modo geral não tem uma cultura muito voltada para esta área, apresenta dificuldades de trabalhar com custo. Acreditamos que ele deva aprender um pouco sobre isso, porque lhe será muito útil, quando ele pensar em planos mais ambiciosos de negócios. O mínimo que o médico pode fazer é calcular o custo de seu próprio consultório. A seguir, mostraremos uma planilha simplificada de cálculo do custo de um consultório médico:

ITENS PARA O CÁLCULO DE CUSTO
Imóvel
- Aluguel
- Condomínio
- IPTU
- Luz
- Telefone
- Gás
- Água
- Seguros (incêndio, materiais, instalações...)

Pessoal
- Secretária
  — Encargos da secretária
- Faxineira
  — Encargos da faxineira
- Uniformes (da secretária e da faxineira)

Instalações e Equipamentos
- Manutenção de instalações
- Manutenção de equipamentos
- Depreciação de instalações
- Depreciação de equipamentos

Materiais necessários
- Impressos técnicos
- Material de expediente
- Material de limpeza e higiene
- Material de copa

Formação técnica
- Formação técnica universitária
- Atualização médica

Outros
- Impostos (valor do mês anterior)
- Vestuário do médico
- Locomoção
- Anuidades (CRM, sindicato, sociedades)
- Contador
- Propaganda

Observações

Todos os valores devem ser referentes aos gastos mensais. Caso você tenha o valor anual, como IPTU, divida este valor por 12.

O valor do aluguel, mesmo se o imóvel for próprio, corresponde a 1% do valor daquele imóvel no mercado.

Para estimar os encargos da secretária e da faxineira, multiplique o valor dos respectivos salários por 0,7.

Para calcular a depreciação das instalações, considere o valor gasto na montagem do consultório (projetos, obras, mobiliário, decoração...) e estime uma duração de cinco anos, dividindo o valor gasto na montagem por cinco e depois por 12 (correspondente a 12 meses do ano).

Para estimar o valor da depreciação dos equipamentos, calcule a soma total dos equipamentos existentes no consultório e suponha que eles tenham uma vida média de cinco anos. Portanto, divida o valor total dos equipamentos por cinco e depois por 12.

O cálculo da formação médica universitária deve ser feito considerando um gasto mensal de oito salários mínimos durante um período de seis anos (72 meses), ou seja, multiplique o valor de oito salários mínimos por 72, depois divida o valor final encontrado por 360, considerando o tempo necessário para uma aposentadoria de 30 anos de trabalho (30 anos x 12 meses = 360).

O valor da atualização médica deve ser estimado com base em: acesso à Internet, um congresso nacional por ano e assinatura de uma revista internacional, o que corresponde aproximadamente a um valor total de 6 salários mínimos por ano ou metade de um salário mínimo por mês.

O gasto com vestuário médico mensal é cerca de 70% do salário mínimo.

Um contador cobra em média meio a um salário minimo mensal.

O custo com propaganda pode ser estimado em um salário mínimo mensal.

CÁLCULO FINAL DO CUSTO

Coloque os valores mensais para todos os itens acima. Some todos os valores e obtenha o valor final.

Considerando o horário integral de trabalho no consultório de oito horas diárias, ou 40 horas semanais ou 160 horas mensais, divida o valor final encontrado anteriormente por 160 e você terá o custo de uma hora de consultório. Este custo será importante para ajudá-lo a estipular o preço de sua consulta.

Lembre-se de que a este valor você deve acrescentar uma margem de lucro que corresponde ao próprio trabalho do médico que não foi computado até então, porém não esqueça, também, que o preço de sua consulta deve estar em concordância com o mercado da região em que seu consultório está localizado.

Além disso, este tipo de cálculo deveria ser utilizado na discussão sobre valores com os compradores de serviços como os planos de saúde.

COMO DIMINUIR SEU CUSTO NO CONSULTÓRIO

Como já foi dito, se você é recém-formado deve optar por alugar apenas um horário em um consultório já montado e seu custo será muito menor.

No momento em que você verificar que sua clientela está maior e precisa ir para um novo local, você passará a lidar com despesas muito altas e portanto é importsante que aprenda a controlá-las.

ALUGUEL DO PONTO

Uma vez decidido o bairro onde irá instalar seu novo consultório, inicia-se um dos maiores trabalhos: o de procura da sala.

Não fique desesperado, mas normalmente você precisará consultar muitos anúncios, visitar vários locais que parecem bons, mas que não resistem a uma vistoria mais detalhada: salas sem banheiro, armários despencados, janelas com defeito, mofo, prédios sem elevador... Não desanime.

Preste atenção aos mínimos detalhes, como facilidade de condução, estacionamento, aparência do prédio e dos corredores, horário de funcionamento, instalações elétricas e hidráulicas, e pinturas.

Do ponto de vista econômico, é muito importante que você saiba qual é o valor do condomínio, porém não preste atenção somente ao valor atual, procure saber se ele oscila muito.

Antes de ir à administradora ou ao proprietário, informe-se sobre os preços de salas semelhantes no prédio ou arredores.

No momento de discutir o valor do aluguel, não mostre um desejo muito grande de alugar a sala; diga que gostou, mas demonstre um pouco de desinteresse. Pechinche, mas pechinche muito, diga que está no início da carreira e precisa de ajuda. Pode não funcionar, mas às vezes dá certo.

Se você precisar fazer um investimento em obras e decoração, é muito importante que consiga um contrato de pelo menos dois ou três anos; o ideal são cinco anos, se você tem certeza de que aquele ponto é bom para sua atividade.

Não se preocupe de fechar o contrato no mesmo dia da visita à administradora, ganhe algum tempo para conseguir baixar o valor do aluguel.

INSTALAÇÕES

Não tente ser o arquiteto da sua própria obra, não dará certo. É melhor pagar um projeto arquitetônico, que para um consultório único custa aproximadamente 5 a 10 salários mínimos.

Negocie com o arquiteto, peça desconto, parcele o pagamento, tente trocar por serviços médicos na sua especialidade.

Sugerimos nunca contratar o arquiteto na base de percentual do valor da obra, porque você sempre ficará desconfiado de que ele está elevando o custo para aumentar seus honorários, mesmo que isso não esteja realmente acontecendo.

Escolha os materiais de acordo com o projeto arquitetônico, mas compre você mesmo e lembre-se: peça sempre desconto em qualquer loja que utilize.

Acompanhe a obra de perto, diariamente, e se tiver funcionários recebendo por dia de trabalho, defina metas diárias para que não prorroguem intencionalmente a data de término.

FUNCIONAMENTO OPERACIONAL

Desde o início de funcionamento do seu consultório, é importante passar para a secretária a filosofia de economizar sempre. Não se incomode de ser chamado de "pão-duro". Dê valor a cada centavo do seu dinheiro, só você sabe o quanto é difícil consegui-lo.

Tanto você como a secretária devem estar atentos aos desperdícios que são comuns em um consultório, como:

- Lâmpadas que ficam acesas
- Aparelhos de ar-condicionado sem automáticos, que ficam ligados ininterruptamente. (Procure trabalhar com temperaturas não tão baixas. É melhor para a saúde e para o bolso.)
- Receituários caros que são usados como rascunho.
- Torneiras com vazamentos.
- Ligações telefônicas prolongadas.
- Ligações para telefones celulares.
- Ligações para informações 102.
- Materiais de limpeza *desaparecem* com facilidade. Compre-os sempre em pequenas quantidades.
- Materiais de escritório também somem. Compre-os também em pequenas quantidades.

- Não pague lavadeira, peça à secretária para lavar os lençóis do consultório em casa (inclua isso no salário dela).

OUTRAS ECONOMIAS

Confira sempre seu recibo de condomínio, principalmente quando ele incluir taxas extraordinárias. Muitas destas cobranças extras, como reformas, devem ser pagas pelo proprietário e não por você.

O inquilino tem direito a pedir os comprovantes do que foi incluido na cobrança de condomínio.

Se tiver dinheiro disponível na ocasião, pague seu IPTU em cota única para aproveitar o desconto.

Tenha um profissional de confiança para fazer os reparos elétricos, hídráulicos ou pinturas, quando necessário. Evite chamar os ambulantes do prédio, porque são sempre mais caros. Mesmo assim, negocie sempre e, se possivel, troque por serviços médicos fornecidos por você mesmo.

Não fique dependente de apenas uma gráfica para confecção dos seus impressos, verifique sempre outros preços. É comum as gráficas cobrarem valores menores quando fazem o serviço pela primeira vez, depois aumentarão os preços sem que você preste atenção.

A partir do momento que você estiver imbuido de que necessita evitar os gastos desnecessários e conseguir passar esta filosofia para sua secretária, juntos descobrirão várias outras maneiras de economizar no funcionamento do consultório.

"O primeiro passo da pobreza para a riqueza é o mais difícil."

Andrew Carnegie

Cobrança de Honorários

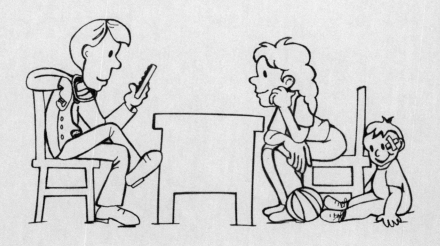

A cobrança de honorário
não é favor, é direito do médico.
Faça-a com naturalidade.

10

Quando o aluno entra para a Faculdade de Medicina ele começa a se deparar com o tabu que é a relação do médico com o dinheiro. Durante todo o período de universidade, o que ele menos escuta falar é de como ganhar dinheiro na profissão. A obsessão negativa é tão grande, que se cria na cabeça do jovem médico a imagem de que o dinheiro é pecado e que a profissão médica nunca deve estar atrelada a ganhos.

Mas como o médico vai sobreviver num mundo capitalista sem dinheiro? Quem vai pagar suas contas? Onde vai morar? Como vai se locomover e vestir? Se alimentar? Pagar a escola dos filhos?

Por que todas as profissões entendem como normal a remuneração dos serviços prestados e na Medicina se tem vergonha de falar sobre honorários?

A realidade é que o médico é completamente despreparado para discutir salários com seus patrões, na maioria das vezes os hospitais, assim como tem vergonha de cobrar seus honorários quando vai fazer uma consulta na casa do paciente.

Por que um bombeiro, um eletricista, um pedreiro acham normal cobrar pelos serviços prestados e o médico não pensa assim?

Evidentemente, nenhum médico vai deixar de socorrer um paciente em estado crítico simplesmente porque ele não dispõe de dinheiro para pagar o serviço, porém o natural é que a cada serviço prestado exista um pagamento correspondente.

Certamente o médico deve ter critérios para estipular os valores dos seus serviços e em nenhuma hipótese pode se aproveitar do desespero de um paciente ou de uma família para cobrar preços fora da realidade do mercado.

Como já foi discutido, os dois critérios básicos para a estipulação dos preços a serem cobrados são: o custo do serviço (e aí devem ser calculados os custos diretos e os indiretos, como a formação médica, depreciações...) e os valores praticados pelo mercado de sua região geográfica.

Situações especiais, como consultas em domicílio, consultas fora do horário comercial, inclusive final de semana e feriados, ou em locais afastados, permitem que o médico aumente o valor destas consultas.

Critérios básicos para situações especiais:

- Consultas domiciliares: acréscimo de 80% a 100% no valor cobrado no consultório.
- Consultas fora de horário comercial, final de semana e feriados: acréscimo de 30% nos valores normais.
- Consultas em locais afastados: acréscimo de 50% nos valores normais.
- Consultas de dois pacientes no mesmo domicílio: cobrar apenas 50% na segunda consulta.
- Visitas médicas hospitalares (pacientes internados): acréscimo de 30% a 50% no valor cobrado no consultório.

Cada médico pode criar sua própria tabela, de acordo com o padrão da clientela, mas é importante que estipule critérios uniformes de cobrança.

É fundamental que a relação do médico com o dinheiro seja uma relação absolutamente natural e principalmente não obsessiva, encarando o pagamento dos serviços prestados como consequência natural do trabalho.

Assim, o médico que recebe um paciente em seu consultório para uma cirurgia eletiva deve considerar normal deixar o paciente à vontade e discutir com ele o preço da cirurgia e até negociar com naturalidade se for o caso.

Sugerimos que na negociação do preço, quando o paciente manifestar dificuldade em pagar o valor estipulado, o médico prefira parcelar o pagamento em vez de reduzir o valor.

Nunca se deve reduzir demasiadamente o preço, já que esta atitude pode transmitir uma sensação de que o valor inicial cobrado era irreal e muito alto.

Diálogo normal de uma paciente que foi a um consultório médico para submeter-se a uma cirurgia plástica qualquer:

MÉDICO: "A senhora entendeu tudo sobre a cirurgia, recuperação e provável resultado?"

PACIENTE: "Sim doutor."

MÉDICO: "A senhora gostaria de perguntar mais alguma coisa?"

PACIENTE: "Acho que não doutor."

MÉDICO: "A senhora não gostaria de discutir o preço da cirurgia e outros custos, como os hospitalares?"

PACIENTE: "Ah, sim doutor, eu estava com vergonha de falar sobre isso."

MÉDICO: "É importante a senhora ter uma ideia. O preço do hospital vai variar de acordo com os gastos durante a cirurgia, mas posso lhe dar uma ideia de que vai ficar em torno de R$ 4.000,00 e o preço da equipe médica para esta cirurgia, incluindo o cirurgião, o assistente, o anestesista e a instrumentadora, além de todo o acompanhamento pós-operatório, é de R$ 8.000,00."

PACIENTE: "Puxa doutor, isto eu acho que não posso pagar."

MÉDICO: "O valor dos honorários da equipe podem ser parcelados."

PACIENTE: "Ah, já melhora doutor."

MÉDICO: "Em quantas vezes a senhora gostaria que o valor fosse parcelado?"

PACIENTE: "Não sei doutor, preciso falar com meu marido."

MÉDICO: "Tudo bem, então a senhora conversa com ele e depois acerta o parcelamento com minha secretária."

A situação fica complicada nos casos de cirurgias de urgência, onde nossa sugestão é a de que o próprio cirurgião, ou mesmo algum membro da equipe, chame um dos familiares e explique: "Sabemos que o momento não é o mais adequado para isso, já que o mais importante é a cirurgia imediata de seu parente, porém tenho o dever de lhe perguntar se não gostaria de saber o custo desta cirurgia."

Acreditamos ser este o procedimento correto, mas não fique assustado se em algumas situações você obtiver como resposta: "Doutor, o senhor não acha que isto não é hora de se falar em dinheiro? Estou preocupado é com a vida do meu parente." Neste caso você deve responder simplesmente: "Tudo bem, é que muitos familiares preferem que se aborde este assunto antes da cirurgia, de qualquer modo não se fala mais nisso, eu agora vou lhe explicar em que consiste esta cirurgia..."

Este diálogo, onde procuramos mudar de assunto para não aumentar o constrangimento, subentende que a família concordará com o preço que será cobrado posteriormente.

Outra grande dificuldade da maioria dos médicos refere-se à cobrança de honorários em atendimento domiciliar. É comum a situação desagradável de se terminar a consulta e a família, preocupada com a doença, não tocar no assunto honorários e o médico sentir-se constrangido em fazê-lo. Normalmente acontece a situação desconfortável da família somente perguntar pelos honorários no momento em que o médico já está na porta, se despedindo e ele fica embaraçado sem saber se volta para receber o pagamento.

Sugerimos, nestas situações, que você termine a consulta, explique a receita para o paciente ou para a família e depois simplesmente tire o bloco de recibos de sua maleta e pergunte: "O senhor quer o recibo em nome de quem?" Geralmente a situação fica resolvida e a consulta será paga imediatamente.

No consultório tudo é mais fácil, porque normalmente a secretária é quem faz as cobranças e ela também deve ser orientada sobre isso. Algumas secretarias são rudes ao lidar com dinheiro.

A cobrança feita de forma incisiva, "aqui o pagamento das consultas é feito adiantado..." ou "o Sr. tem que pagar antes de entrar. . .", pode não ser bem aceita pelo seu cliente. Poderia ser substituída por: "o Sr. gostaria de ir adiantando o pagamento agora, para nao perder tempo depois da consulta...?"

Se o cliente vai ao consultório e diz que esqueceu o talão de cheques, oriente a secretária a não negar o atendimento, geralmente ele voltará para fazer o pagamento. Se não o fizer, sua secretária pode telefonar educadamente depois de uma semana e dizer: "...desculpe eu telefonar, mas acho que o Sr. deve ter esquecido o pagamento da consulta da semana passada e eu estou precisando fechar minha contabilidade..." ou no segundo telefonema: ..... . se o Sr. estiver sem tempo para passar aqui, eu posso ir até o seu escritório.., é que eu ainda não fechei minha contabilidade..."

Quando um cheque de cliente volta sem fundos, a secretária pode telefonar: "...Sr., o banco devolveu o seu cheque, talvez tenha sido algum problema de assinatura ou problema do próprio banco... nem falei com o doutor sobre isso... o Sr. poderia vir trocá-lo ?"

Se o cliente diz que está sem dinheiro para pagar a consulta porque ainda não recebeu o salário, a secretária inteligente responderá: "Não tem problema, o senhor pode dar um cheque pré-datado."

E se na data do cheque pré-datado, ele telefona e pede para não depositar o cheque, ela responderá: "...fique tranquilo, posso aguardar mais cinco dias, depois disso preciso fechar minha contabilidade..."

O cartão de crédito também pode ser aceito no consultório. Você precisa fazer um contrato com a administradora de cartões, que lhe cobrará uma taxa de 3% a 5% do valor da consulta e lhe garantirá os recebimentos.

Outra fonte alternativa de pagamento é o cheque eletrônico (cartão de débito), que permite que o dinheiro fique imediatamente disponível em sua conta bancária.

Não é prática comum, mas seria interessante e absolutamente normal se você tivesse no consultório uma tabela completa de preços, inclusive os preços em domicílio, afixada em local visível.

Isso evitaria os casos raros, porém desagradáveis, de secretárias que cobram valores maiores do que os preços da consulta e ficam com a diferença para elas.

Quando você é chamado como médico assistente de um paciente que está internado e a família, mesmo no dia da alta, não toca no assunto dos honorários, existem duas maneiras de fazer a cobrança: ou você utiliza a mesma estratégia domiciliar do . . . recibo em nome de quem?, ou simplesmente deixa o recibo na recepção ou tesouraria do hospital, que pode encarregar-se da cobrança junto com a conta hospitalar.

Sugerimos que seu recibo explique detalhadamente os serviços cobrados:

MODELO

RECIBO	Valor $ ....

Recebi do Sr. .... a importância de $ .... (........................reais) por serviços médicos prestados ao paciente ...., incluindo .... visitas hospitalares, a um valor unitário de $ ...., no período de .... a ....

Rio de Janeiro, ...de .... de ....

....
Assinatura

Lembre-se, relacione-se naturalmente com o dinheiro e não tenha vergonha de receber por seus serviços. Ele é uma consequência do seu trabalho. Todas as dificuldades que você teve de superar para conseguir este diploma devem ser recompensadas, tanto do ponto de vista pessoal e profissional, quanto do financeiro.

" – *Está pedindo 200 esterlinas por duas horas de trabalho?*

— *Não, senhor, estou pedindo 200 esterlinas por uma vida inteira de estudo e preparo.*

James Whistler

Como Lidar com o Dinheiro

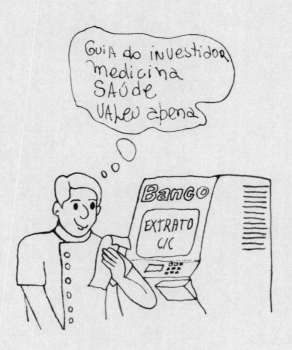

Controle seu orçamento, multiplique seu dinheiro e invista em sua carreira.

11

Já discutimos que o profissional deve se relacionar com o dinheiro de uma forma natural, e, em última instância, valorizá-lo como consequência do seu trabalho. No entanto, a realidade mostra que o médico, a partir do momento em que começa a ganhar algum dinheiro, apresenta grandes dificuldades em lidar com ele, provavelmente porque este assunto não foi objeto de discussão nos bancos escolares.

Durante o período de faculdade a maioria dos estudantes vive num regime de "dureza" e de uma certa forma aprende a economizar, para que a pequena mesada que recebe da família possa garantir seus estudos.

Independente de ser numa faculdade pública ou privada, o ensino médico é caro; os preços dos livros são altos e existem despesas com locomoção, alimentação e vestuário. Além disso, dificilmente os alunos conseguem arranjar tempo para trabalhar e ajudar no próprio sustento dos estudos.

Depois da formatura vem a Residência Médica e os primeiros salários. Com isso começa a sobrar algum dinheiro e o médico fica desorientado em relação ao que fazer com esta pequena sobra.

Onde colocar estas economias? Conta corrente no banco? Que banco? Caderneta de poupança? Depósito de renda fixa? CDB (certificado de depósito bancário)? Ações?

Imóveis? Qual a hora certa de entrar no financiamento da casa própria?

Vamos discutir estes assuntos.

O princípio básico, quando se discute a maneira de lidar com dinheiro, é muito simples: "Devemos sempre gastar menos do que ganhamos." Parece muito óbvio, mas uma grande parte da população não consegue fazer isso. A maioria das pessoas nunca se deu ao trabalho de tentar elaborar um orçamento doméstico, ou seja, planejar suas despesas em função das próprias receitas. Você deveria destinar uma parte da receita para moradia (se não vive com os pais e paga aluguel), vestuário, alimentação, transporte, lazer, educação. seguros, luz, água, gás, telefone, empregada e outros. A soma destes valores não deve nunca ultrapassar a renda obtida.

É fundamental você se organizar com este objetivo: gastar menos do que ganha.

Alguém poderia argumentar: "Mas isto é muito difícil na atual situação de crise do país."

O argumento é válido, no entanto encontramos muitas pessoas que gastarão mais do que ganham, independente de ganharem um, dois, cinco, 10 ou 20 salários mínimos mensais.

Outros, até com menor grau de instrução, ganham muito pouco e conseguem viver com este dinheiro, pagam suas contas; enfim, gastam menos do que ganham.

Parece milagre, mas experimente conversar com diferentes pessoas e você mesmo identificará os dois tipos: os que gastam menos do que ganham e os que gastam mais do que ganham. Faça força para estar no primeiro caso desde o início de sua vida profissional.

Até você ter um controle adequado, utilize um mapa que chamamos de fluxo de caixa, onde você fará os lançamentos de todas as receitas e despesas mês a mês. Você poderá, então, disciplinar-se a gastar menos do que ganha.

MODELO DE FLUXO DE CAIXA

Receitas	Janeiro	Fevereiro	....	Dezembro	Total
Hospital XXX					
Cooperativa XXX					
Consultório					
Receitas extras					
Total de receitas					
Despesas					
Aluguel					
Condomínio					
Telefone					
Luz					
Água					
Gás					
Vestuário					
Alimentação					
Lazer					
Transporte					
Educação					
Seguros					
Outras despesas					
Total de despesas					
Resultado do mês					

Com este mapa simplificado você poderá planejar seus gastos e entrar no feliz grupo dos que têm controle sobre o próprio dinheiro.

Alguns aspectos culturais precisam ser modificados para que você tenha sucesso na maneira de lidar com um orçamento definido.

Nós, brasileiros, ainda não aprendemos a dar valor ao nosso dinheiro. Muito desta cultura veio do período de hiperinflação pelo qual passamos, quando realmente não se podia saber exatamente o valor do dinheiro.

No entanto, mesmo depois da economia estar estabilizada, continuamos tendo o mesmo tipo de comportamento.

Temos, por exemplo, vergonha de exigir o nosso troco quando ele consiste de alguns centavos. Quantas vezes ficamos constrangidos em conferir uma conta do restaurante e reclamar de alguma anormalidade?

Algumas sugestões importantes, principalmente no início de carreira:

- Confira sempre suas contas e reclame se não concordar com elas.
- Pechinche sempre nas lojas.
- Tente sempre conseguir um desconto na compra de serviços.
- Se puder ter somente uma empregada, não tenha duas ou três.
- Não se sinta obrigado a dar gorjetas com as quais não concorde.
- Somente compre coisas que realmente precise e não apenas porque elas estão com preço baixo.
- Dê valor a cada centavo do seu dinheiro.
- Selecione seus programas de lazer. Nem sempre o restaurante mais caro é o melhor.

- Não tenha vergonha de "rachar" as despesas com seu(sua) namorado(a).
- Seja econômico nos presentes que compra, principalmente os comprados por obrigação.

Com um pouco de paciência você pode confeccionar sua própria lista, acrescentando outras atitudes econômicas e de valorização do dinheiro.

Afinal de contas, o que fazer com o dinheiro? Guardá-lo em casa? Evidentemente que não.

O primeiro passo é ter uma conta corrente em um banco, de preferência perto de sua casa.

E qual é o melhor banco para se ter uma conta corrente? O melhor ainda é aquele onde você conhece o gerente e assim poderá conseguir um atendimento personalizado, o que facilitará muito o seu dia a dia.

O gerente de seu banco pode lhe oferecer orientação especializada, quando quiser fazer algum investimento, porém não confie cegamente no seu banco; tente acompanhar no jornal ou em alguma revista especializada os rendimentos das diferentes aplicações.

Alguns princípios são básicos quando se fala em investimentos:

- Mesmo se a quantia que você dispõe for pouca, seu principal objetivo deve ser de, no mínimo, manter esta quantia ou de preferência aumentá-la.
- Qualquer investimento feito deve sempre ser comparado com a aplicação mais simples no nosso meio, que é a caderneta de poupança, ou seja, considerando que ao aplicar na caderneta você terá um rendimento sem qualquer esforço, este deve ser seu referencial.
- Qualquer investimento que renda menos que o rendimento da caderneta pode ser considerado um

mal investimento. Significa que seria melhor e mais simples utilizar a própria caderneta.

Três aspectos devem sempre ser analisados no momento de uma aplicação financeira: rentabilidade, segurança e liquidez. Estas características dificilmente são diretamente proporcionais. Quando se quer maior rentabilidade, normalmente se consegue menor liquidez (tempo necessário para se obter o dinheiro de volta) e talvez se tenha menor segurança.

Quando se quer muita segurança, geralmente não se consegue uma excelente rentabilidade.

Da mesma forma os investimentos que apresentam alta liquidez, como a conta corrente ou a própria caderneta de poupança, dificilmente fornecem uma alta rentabilidade.

Qualquer investimento que prometa altíssima rentabilidade deve também envolver altos riscos; portanto, cuidado.

De modo geral, o perfil de uma carteira de investimentos reflete o perfil do investidor. Indivíduos que gostam de correr mais riscos preferem optar por investimentos mais arriscados e que possam ter chance de oferecer maior rentabilidade.

A sugestão para diluir o risco é diversificar suas aplicações. Se você não tem muita experiência como investidor, procure diversificar sua carteira. Uma sugestão inicial é:

- Aplique 20% do seu capital em investimentos de alta liquidez, com alta segurança e baixa rentabilidade.
- Coloque 60% do capital em títulos de média liquidez, alta segurança e média rentabilidade.
- Os restantes 20% podem ser aplicados em investimentos de baixa liquidez, média segurança e alta rentabilidade.

Perfil de alguns investimentos:

- Caderneta de poupança — alta liquidez, alta segurança e baixa rentabilidade.
- Depósito de renda fixa de 30 dias — alta liquidez, alta segurança e baixa rentabilidade.
- Depósito de renda fixa de 60 dias — média liquidez, alta segurança e baixa para média rentabilidade.
- Fundo de ações — baixa liquidez, média segurança e média para alta rentabilidade.
- Carteira livre de ações — baixa liquidez, média para baixa segurança e alta rentabilidade (a longo prazo).

Os planos de previdência privada podem significar garantia de uma vida tranquila na velhice e representar um investimento importante para profissionais liberais, principalmente no Brasil, onde os valores da aposentadoria do INSS são muito baixos.

Sugerimos que você adquira um plano de previdência privada (VGBL) com 25 anos de idade, quando uma contribuição mensal de meio salário mínimo, lhe permitirá aos 65 anos, uma renda mensal vitalícia de cerca de seis salários mínimos, que acrescida da sua aposentadoria regular do INSS (também de seis salários mínimos) fará um total de 12 salários mínimos mensais, que representa um valor fixo razoável para a velhice.

Durante esse tempo de poupança através do VGBL, você também pode fazer alguns aportes extras, que podem aumentar significativamente sua renda vitalícia futura.

Nesses planos VGBL, ao completar os 65 anos sugeridos para aposentadoria, você também poderá retirar o valor acumulado, que estará em torno de 1.000 salários mínimos, e aplicar esse valor fora do VGBL com melhores opções de rendimento. Sugerimos que você faça isso.

Uma outra preocupação do médico jovem é saber identificar o momento em que deve passar a se preocupar em adquirir um patrimônio, ou, mais especificamente, comprar imóvel próprio, o sonho de consumo da maioria dos brasileiros.

Como a Medicina é uma profissão de curva ascendente de salários, não sugerimos que os médicos façam muito esforço para adquirir imóvel próprio no início de carreira, quando seus salários ainda são pequenos, momento este no qual a prestação de uma casa própria vai pesar muito no seu orçamento.

Sugerimos que nos primeiros 10 ou 15 anos de formado os médicos usem todos os seus lucros para investir na própria carreira e somente depois deste período é que passem a se preocupar com a famosa "casa própria".

Portanto, valorize o seu dinheiro. Na fase inicial de sua vida profissional não pense em acumular valores, procure usar suas receitas para usufruir um pouco dos benefícios que o dinheiro permite, principalmente o lazer, e invista tudo o que puder na sua própria formação. Compre livros, assine revistas internacionais da sua especialidade, participe de Congressos no Brasil e no exterior, faça cursos de especialização, compre os equipamentos que possam contribuir para o melhor exercício da Medicina, inicie as atividades de consultório, procure abrir seu próprio negócio e somente quando sua carreira estiver estável e seus rendimentos estiverem satisfatórios é que você deve começar a pensar em adquirir um imóvel próprio e criar um patrimônio para garantir seu futuro distante.

Durante todo este período não deixe seu dinheiro parado, aplique-o da melhor maneira possível, faça-o crescer, peça orientação para pessoas mais experientes e corra riscos se for necessário. Acima de tudo nunca se arrependa do que fez, mas sim daquilo que deixou de fazer, portanto não perca as oportunidades de construir uma grande carreira para você mesmo.

> "*O dinheiro não traz necessariamente a felicidade. Uma pessoa que tem 10 milhões de dólares não é mais feliz que uma pessoa que tem 9 milhões de dólares.*"
>
> Hobart Brown

Como Avaliar Novos Negócios

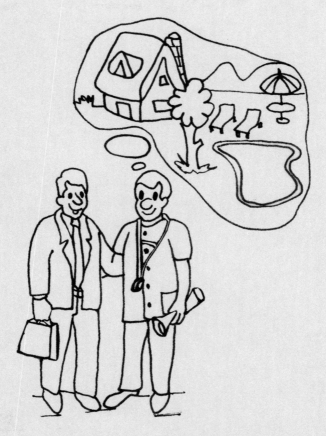

Não deixe passar as oportunidades, mas também não deixe de analisar custo, risco e benefício.

12

Durante o exercício da profissão médica, você será muitas vezes convidado a participar de novos negócios. Principalmente no início da carreira, são muitas as oportunidades de criarmos serviços e participar de novas sociedades.

Isto é um fato muito positivo, porém é fundamental que o jovem médico tenha capacidade para fazer uma avaliação criteriosa destas oportunidades.

Quando é oferecida a um médico a possibilidade de participar de um novo negócio na área de saúde, observamos que ele tem reagido de maneiras muito distintas, dependendo de sua personalidade e do grau de risco que costuma aceitar em suas atividades.

Existem pessoas que quando são chamadas para um negócio novo sempre se interessam e vão logo aceitando, sem pensar e sem analisar a situação sob nenhum aspecto, como riscos e oportunidades. São os mais afoitos e muitas vezes tomam decisões precipitadas.

Não aconselhamos este tipo de atitude.

No outro extremo estão as pessoas que sempre estão com receio de se expor ou correr riscos e mesmo não fazendo nenhuma análise da situação, respondem imediatamente: "Acho que não vai dar... Estou sem dinheiro... Não tenho mais tempo..." ou simplesmente lamentam-se: "Quase abri um serviço deste no ano passado... Quase fiquei rico... Quase fui sócio do...". É o grupo do *quase*... Quase fizeram isso, quase fizeram aquilo... e passam a vida toda sem realizar nada.

Também não aconselhamos este tipo de atitude.

Outro grupo de pessoas reage esquivando-se: "Não é bem assim... Preciso analisar a situação... Me dê um tempo de mais ou menos três meses para estudar o assunto...".

Este grupo provavelmente vai ficar a vida toda analisando e também não vai fazer nada..

E finalmente o grupo dos mais arrojados, porém sensatos, que respondem: "Legal, gostei da ideia... Em princípio aceito... Apenas gostaria de ter oportunidade de fazer uma análise da situação... Me dê mais detalhes, e só alguns dias para poder decidir...

Esta atitude sem dúvida é a melhor. Não inibe o entusiasmo de quem está oferecendo, porém permite que seja feita uma análise para não se assumir algo de que desconhece.

Evidentemente, antes de analisar qualquer negócio, você precisa fazer uma avaliação do perfil e da personalidade do proponente. Não entre em sociedades com pessoas de caráter duvidoso ou mesmo de personalidade muito oposta a sua, somente porque o negócio é bom. Você poderá ter muitos problemas no futuro.

A primeira avaliação desta oportunidade oferecida deve ser feita levando-se em consideração alguns aspectos de marketing:

- Este negócio me propiciará prazer pessoal e profissional?
- A ideia é boa? Traz alguma novidade ao mercado?
- Parece atender algum nicho de mercado?
- Existe produto semelhante no mercado?

- O serviço semelhante que existe está indo bem?
- Como é o mercado atual deste novo negócio?
- Quais devem ser as tendências deste mercado?
- Quais são as oportunidades para este novo tipo de serviço?
- Quais são os riscos?

Independente da análise financeira que será feita a seguir, é muito importante que você, neste momento, reflita sobre a oportunidade que lhe aparece e verifique se esta atividade será prazerosa para você, porque este é um aspecto que sempre deve ser analisado no início de um empreendimento empresarial.

Do ponto de vista de marketing é fundamental verificar a possibilidade de que este produto seja inovador ou que possa aplicar-se a um segmento de mercado ainda não explorado, o que denominamos nicho. Neste caso, a chance de sucesso é maior.

Se existe produto similar no mercado, ele deve ser uma fonte de estudo antes de julgar a validade do seu empreendimento. Verifique qual a aceitação daquele produto, quais os erros que o concorrente vem cometendo e se você poderia evitá-los.

O tamanho do mercado para o seu produto poderá ser definido com alguma paciência, com o uso do anuário estatístico do IBGE e com alguma literatura científica que possa fornecer as frequências na população do evento envolvido com seu novo negócio.

Suponhamos que você pretenda abrir uma maternidade para clientela de convênios na sua cidade. Consultando os dados do IBGE, verifica que a população local é de 100 mil habitantes e a taxa de natalidade é de 2,5% ao ano. Isto significa que sua cidade terá 2.500 partos por ano. Dividindo pelos 12 meses corresponderá a 208 partos mensais.

Considerando que 25% da população brasileira tem algum convênio médico e supondo que na sua cidade isto também ocorra, aplicaremos este percentual em cima dos 208 partos e chegaremos à conclusão de que esta cidade tem 52 partos mensais de pacientes de convênio. Portanto este é o tamanho do mercado do seu novo negócio.

Você pode também estimar a tendência deste mercado, avaliando os índices de natalidade dos últimos 10 anos para verificar se o número de partos está aumentando ou diminuindo, ou ainda obter dados a respeito da tendência de crescimento da população conveniada.

A análise do tamanho do mercado, aliada a uma avaliação detalhada das maternidades já existentes, permitirá que seja traçado um perfil de oportunidades e riscos para este empreendimento.

Talvez você ainda esteja confuso e se sentindo sem condições de definir se o investimento é interessante. Para aprofundar sua análise, responda a algumas outras perguntas com o objetivo de avaliar aspectos operacionais e financeiros:

- Terei disponibilidade para dedicar-me a esta nova empreitada?
- O negócio está dentro da minha especialidade?
- Estarei apto a desempenhar a parte técnica da qual assumirei a responsabilidade?
- Não estando apto, poderei aprimorar-me tecnicamente para isso?
- Quais são as barreiras para a minha entrada?
- Quais serão as barreiras de saída?
- Que recursos financeiros preciso para entrar neste negócio?
- Qual a capacidade de faturamento desta sociedade?

- Qual o ponto de equilíbrio do ponto de vista financeiro?
- Que margem de lucro posso ter nesta atividade?
- Quanto tempo levarei para recuperar o dinheiro empregado?
- O lucro mensal que terei nesta sociedade irá me satisfazer agora?
- Este lucro mensal continuará me satisfazendo daqui a vários anos?

Não fique assustado com tantas perguntas, mas o momento certo de se fazer todos os questionamentos possíveis é exatamente antes de iniciar a nova atividade.

Observamos com frequência médicos investirem tempo e dinheiro em prováveis boas oportunidades e mais tarde terem a dolorosa constatação de que a oportunidade não era tão boa assim.

Por melhor que possa parecer o empreendimento, se você não tiver disponibilidade para dedicar-se a ele, questione a validade de ir em frente. Dificilmente consegue-se sucesso, sem dedicação.

Isto não significa que você tenha que largar todas as suas atividades atuais para iniciar um novo negócio. Geralmente nem poderia fazer isso, já que é necessário garantir sua sobrevivência através de outra fonte de renda, até que esta nova atividade possa gerar lucros, o que dificilmente acontece antes do primeiro ano.

Evite também aventurar-se a entrar em sociedades que envolvam áreas que não sejam sua especialidade. Não que você não possa ter sucesso nelas, mas por que atuar em outra área se você pode desenvolver algum serviço na sua própria especialidade?

Se você não está sentindo confiança em relação às necessidades técnicas que lhes serão exigidas, não veja isso como um impeditivo muito grande, desde que tenha convicção de que poderá aprimorar-se antes do início das atividades.

A análise das barreiras existentes para você entrar num empreendimento, tais como recursos financeiros, dedicação, necessidade de instalações especiais, perda de oportunidades alternativas, mudanças de objetivos de vida e força da concorrência, deve assumir papel importante na sua decisão.

A mesma importância deve ser dada à avaliação das barreiras de saída, ou seja, que dificuldades você enfrentará se em alguma ocasião resolver desistir do negócio. As principais barreiras deste tipo são: dificuldade de desfazer a sociedade, de vender os equipamentos, de rescindir o contrato de aluguel do imóvel, perda de prestígio junto à clientela, frustrações pessoais e profissionais e desgaste dentro da especialidade.

A análise financeira deve ser a mais minuciosa possível. Qual a quantia de que necessito para entrar nesta empreitada? Disponho dela? Tenho condição de consegui-la com algum familiar ou mesmo contrair um empréstimo bancário? Conseguirei absorver os juros deste empréstimo?

Não esqueça que você precisará mais dinheiro do que imagina, já que sempre aparecem despesas extras e além disso você precisará ter algum capital de giro para garantir o funcionamento do negócio até que seja atingido o ponto de equilíbrio.

Conseguindo alguns dados no mercado, tal como preço de produto semelhante já existente, você poderá, com facilidade, calcular sua capacidade máxima de faturamento, assim como também seu ponto de equilíbrio.

O ponto de equilíbrio é o faturamento que permitirá igualar despesas com receitas e pode ser calculado pela fórmula:

> Ponto de Equilíbrio (PE)
>
> **PE = (CF): 1 – CV/RT**
>
> *Exemplo:*
> CF = R$ 5.000,00 (custo fixo: aluguel, secretaria...)
> CV = Custo variável (luz, impressos...) de R$ 30,00 para cada consulta
> RT = Valor unitário da receita (consulta) de R$ 250,00
>
> *Calculando:*
> PE = 5.000: 1 – 30/250
> PE = 5.000: 1 – 0,12
> PE = 5.000: 0,88
> PE = R$ 5.681,81
>
> Neste caso o ponto de equilíbrio seria de 5.681,81, ou seja preciso de 22 consultas no mês a um preço de 250,00 para igualar despesas com receitas.

Considerando tratar-se este exemplo de um consultório onde o médico despenda meia hora em cada consulta e trabalhe oito horas por dia, durante cinco dias da semana, ele teria uma capacidade máxima de atendimento mensal de 320 consultas ou R$ 80.000,00.

Toda vez que a capacidade máxima de atendimento for muito superior ao ponto de equilíbrio, como neste exemplo, onde o ponto de equilíbrio é de R$ 5.681,81 e a capacidade máxima é de R$ 80.000,00, podemos dizer que o negócio é bom do ponto de vista financeiro.

Neste exemplo, podemos calcular também qual seria o lucro se você estivesse atendendo na sua capacidade máxima:

- Custo fixo: R$ 5.000,00
- Custo variável: 320 consultas x R$ 30,00 (custo variável unitário) = R$ 9.600,00
- Custo total: R$ 14.600,00
- Receita total: R$ 80.000,00
- Lucro total: R$ 65.400,00

Considere agora um momento em que você esteja atingindo 50% da sua capacidade máxima:

- Custo fixo: R$ 5.000,00
- Custo variável: 160 consultas x R$ 30,00 = R$ 4.800,00
- Custo total: R$ 9.800,00
- Receita total: R$ 40.000,00
- Lucro total: R$ 30.200,00

É claro que se você trabalhar somente com convênios, onde o valor da consulta é muito mais baixo do que os R$ 250,00, todos esses cálculos terão que ser refeitos.

Para completar a análise, você pode estimar qual sua evolução em termos de percentual da capacidade máxima atingido a cada ano e calcular qual o tempo que será necessário para recuperar seu dinheiro investido.

Não fique impressionado com tantos cálculos, porque eles são fáceis e extremamente importantes na avaliação do futuro empreendimento. Porém se você não tem paciência para fazer esta análise, consulte alguém que tenha experiência nesta área, mas nunca deixe de fazer esta avaliação antes de aceitar entrar numa sociedade.

É fundamental que sua análise seja bastante racional. Não aceite uma proposta qualquer, simplesmente porque foi o seu melhor amigo que a fez. Mais tarde certamente se arrependerá.

Se toda a avaliação for favorável, então aceite a sociedade e iniciem o planejamento final dela.

Entretanto, você não deve desanimar somente porque alguns dos itens analisados não foram tão positivos quanto você esperava. Avalie sempre todos os prós e contras e no final decida.

Mesmo que na abordagem inicial você tenha dito que em princípio aceitaria a oferta de sociedade, se sua avaliação final for negativa, não fique envergonhado de recusar.

Agradeça a oportunidade e diga que fez uma análise detalhada e chegou a conclusão de que o negócio não vai lhe interessar. Explique realmente o porquê e manifeste que torcerá para dar certo se ele for tentar sozinho ou com algum outro sócio. É bom sempre deixar as portas abertas.

"Os indiferentes nunca fizeram e nunca farão a história."

Mussolini

A Informática como Ferramenta de Trabalho

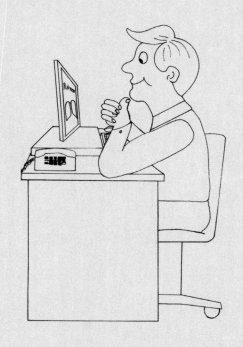

O computador é fundamental no trabalho moderno do médico. Não tente viver sem ele.

13

Áreas como a Medicina, que envolvem um manuseio muito grande de dados, são as mais beneficiadas pelo uso da informática. Somente depois que passamos a utilizá-la é que entendemos sua real importância e ficamos impressionados por não sabermos como vivíamos sem ela antes.

Países desenvolvidos, como os Estados Unidos e o Japão, apresentam 98% dos seus hospitais completamente informatizados. No Brasil este percentual é de apenas 4%.

Uma das grandes dificuldades para a entrada da informática no ambiente hospitalar foi sem dúvida o próprio médico, que talvez por não dominar esta tecnologia, e dentro daquela filosofia de sentir-se o semideus, rejeitava tudo que não controlasse e que pudesse ameaçar sua soberania. Na maioria das vezes essa reação era inconsciente.

Felizmente, o aparecimento dos computadores pessoais mudou bastante esta cultura e o computador foi sendo introduzido cada vez mais na Faculdade de Medicina. Hoje os médicos mais antigos ainda resistem um pouco à cultura de informática, mas os estudantes e médicos mais jovens a utilizam com grande frequência.

A informática, gradativamente, está deixando de ser uma profissão ou uma especialidade de poucos para se transformar numa simples ferramenta de trabalho, utilizada por todos os tipos de profissionais.

Os grandes computadores de tempos atrás, os *mainframes*, deram lugar a computadores muito menores e com muito maior capacidade. Suas dimensões continuam diminuindo, a ponto de termos máquinas possantes com tamanho bastante reduzido, como os *notebooks*, *tablets* e mesmo os *smartfones*.

Os *notebooks*, *tablets* e *smartfones* são maravilhas que podem ser conduzidas de um local para outro com a maior facilidade, permitindo ao médico carregar consigo sua maior fonte de informações.

Muitos equipamentos médicos modernos são computadorizados, como a tomografia e os respiradores microprocessados, que representam grandes avanços da tecnologia em nossa área.

A informática tem sido de grande valia na manipulação de enormes quantidades de dados, demonstrando ser de fundamental importância nos setores de arquivo e documentação médica.

Na administração de clínicas e hospitais, o computador pode ser muito útil, principalmente no controle bancário (contas a pagar, contas a receber), no faturamento, no setor de compras, na contabilidade, no almoxarifado, na secretaria, no censo de pacientes, no arquivo, na documentação, no patrimônio e na farmácia.

A ligação dos diferentes setores do hospital, via uma rede interna (intranet), agiliza muito o funcionamento operacional de um hospital.

A intranet permite também uma comunicação maior entre os funcionários do hospital, com a possibilidade do uso de correio eletrônico para diminuir as ligações telefônicas internas e o fluxo desnecessário de pessoas e de memorandos.

Especialmente o setor de faturamento hospitalar, onde existem inúmeras tabelas e códigos de procedimentos, fica muito mais dinâmico, quando se utiliza a tecnologia da informação.

O gerenciamento informatizado de materiais de consumo e de medicamentos é mais eficiente e evitará a falta de produtos indispensáveis ao bom desempenho da Medicina pelos profissionais técnicos.

A administração de um consultório médico também pode ser facilitada pelo uso do computador no controle da agenda médica, do registro de pacientes e do próprio prontuário médico, emitindo etiquetas para correspondência, construindo gráficos de crescimento, controlando calendário de vacinas e até mesmo imprimindo receitas.

O agendamento e o prontuário eletrônico podem melhorar muito o atendimento em um consultório, principalmente diminuindo os erros de marcação de consultas, o desaparecimento de fichas e o excesso de papelada.

Seu local de trabalho ficará mais organizado, mais limpo e você ganhará em eficiência.

Com todos os seus clientes cadastrados, você pode enviar *e-mails* de aniversário e de Natal, confirmar agendamento de consultas, criar estatísticas de atendimento, calcular taxas de retorno, verificar incidência de patologias; enfim, conhecerá mais seu próprio negócio.

Com o aprimoramento dos sistemas de informática *(softwares)* um pediatra, por exemplo, não mais necessitará decorar as doses de medicamentos que são calculadas em miligramas por quilograma de peso corporal. Ele poderá utilizar melhor o seu tempo, preocupando-se mais com a fisiopatologia das doenças e com o diagnóstico.

No momento da prescrição ele simplesmente informará o nome da doença e o peso da criança, o computador buscará em seus arquivos o modelo de tratamento para aquela doença, o médico confirmará a prescrição padrão ou procederá a algumas mudanças simples, e o computador fará os cálculos e emitirá a receita.

A prescrição médica computadorizada numa UTI, por exemplo, pode facilitar muito o trabalho do médico, que, numa unidade deste tipo, necessita fazer muitos cálculos e muitas prescrições, o que lhe toma um tempo demasiadamente grande e que poderia estar sendo dedicado aos cuidados dos pacientes graves.

A Internet, evolução tecnológica fantástica da área de comunicação, veio permitir ao médico uma atualização mais frequente e fácil, favorecendo consultas rápidas, mesmo de casos médicos complicados e raros.

O acesso às pesquisas científicas atualmente tornou-se infinitamente mais simples, quando se usa os *sites* de pesquisa ou o acesso às grandes bibliotecas internacionais via Internet.

O progresso recente e acelerado das telecomunicações, as transmissões que utilizam cabos de redes de televisão *(cable modem)* ou ainda o WiFi e o *Bluetooth*, além do advento da Internet II, colocam a tecnologia da informação definitivamente implantada na área médica.

O aprimoramento da Internet pode permitir uma integração maior dos médicos com os hospitais, com as operadoras de planos de saúde e com os serviços de exames complementares.

As ligações com a Internet, por meio de cabo ou radiofrequência ou redes WI-FI, permitirão que seu computador do consultório fique definitivamente conectado e possa receber mensagens a qualquer momento. Você acessará diretamente os convênios médicos para verificar se o cliente realmente tem direito à consulta, confirmará valores de tabelas e provavelmente poderá fazer a cobrança automática pelo computador, sem necessidade de enviar nenhuma fatura no final do mês.

A comunicação digital permitirá com perfeição a transmissão de voz e imagens, facilitando a interação entre você e seus clientes ou seus colegas especialistas.

A transmissão de imagens e monitorização de pacientes a distância vem sendo utilizada em vários países com sucesso, inclusive em algumas cidades do Brasil, traduzindo o aparecimento de uma nova especialidade: a Telemedicina.

Você poderá analisar a ressonância magnética de seu cliente, acessando diretamente os arquivos do serviço de imagem, onde o exame foi realizado.

Outros serviços complementares de *diagnóstico* também são beneficiados pelo uso do computador. Laboratórios de análises clínicas podem acelerar seus resultados e torná-los rapidamente disponíveis para os setores de internação através da intranet ou da Internet.

Um uso questionável do computador em nossa profissão e para o qual já se deu muita importância é o que se denomina "inteligência artificial". Este modelo baseia-se no princípio de "árvores de decisões" e pretendia substituir o trabalho do médico no diagnóstico de muitas patologias.

Partindo-se dos sintomas apresentados pelos pacientes, o computador vai formulando perguntas sequenciais e eliminando prováveis patologias até chegar a um possível diagnóstico final.

Não acreditamos que a inteligência artificial possa substituir o trabalho do médico, mas aceitamos que ela possa ser muito útil no treinamento de estudantes e na educação continuada de médicos, principalmente nos exercícios diagnósticos e no desenvolvimento do raciocínio lógico, importante na prática clínica.

O ensino médico também pode ser muito beneficiado pela tecnologia de informação, que permite a você participar de teleconferências, organizadas em qualquer parte do mundo, sem sair do seu consultório.

Como os estudantes de Medicina e médicos jovens ou mesmo médicos antigos, que não tenham nenhum conhecimento de informática, podem aculturar-se nesta área e, portanto, usar mais os computadores? Devem se matricular em cursos de informática para aprenderem sobre Windows, Excel, PowerPoint ou Internet?

A resposta é Não! Simplesmente devem comprar um computador e começar a utilizá-lo; rapidamente adquirirão mais esta habilidade.

Com poucas horas e com a ajuda de um amigo que tenha mais experiência, você aprenderá a navegar na Internet com facilidade.

Tanto os programas que utilizam o antigo ambiente DOS quanto os que usam ambiente Windows são na maioria das vezes muito fáceis de operar.

Os programas adquiridos prontos ou são auto explicativos ou são acompanhados de manuais operacionais bastante simples.

Mais tarde, se você pretender utilizar o computador para fazer tabelas ou gráficos, peça a algum colega para lhe explicar como usar um programa de planilha eletrônica como o Excel, que é facílimo de ser aprendido.

Quando você quiser preparar seus próprios *slides* ou transparências, compre um manual simplificado do PowerPoint, treine mesmo sozinho e rapidamente você estará preparando excelentes apresentações.

Você pode criar uma *home page* do seu consultório, onde os clientes e outros profissionais possam consultar seu *curriculum*, seu endereço e telefone, horário de consultas, preços, orientações sobre prevenção de doenças e mesmo comunicar-se com você por meio de e-mails.

Evidentemente, a esta altura, você já terá abandonado a antiga máquina de datilografia e estará utilizando um programa simples, chamado "editor de textos", como o Word.

Utilize o computador também para tarefas pessoais, como controlar seu saldo bancário, seus compromissos financeiros, sua agenda pessoal, seu cadastro de telefones e endereços, seu arquivo de correspondências ou mesmo para cadastro de restaurantes e locais de lazer.

Um *smartfone*, sem dúvida, será uma ferramenta indispensável para o médico moderno. Com ele você poderá *facilitar muito sua vida pessoal*, e, também, *sua vida profissional*.

Através do celular, você pode fazer o seu próprio arquivo, poderá ainda fazer o seu próprio arquivo de fotografias no computador, ou fotografar seus pacientes mais interessantes e poder utilizar estas imagens para futuras apresentações em congressos e sessões clínicas.

Portanto, o computador é uma excelente ferramenta de trabalho e indispensável para o profissional médico.

Não tente viver sem ele.

> *"A gente não se liberta de um hábito,*
> *atirando-o pela janela:*
> *é preciso fazê-lo descer a escada,*
> *degrau por degrau."*
> Mark Twain

A Interação da Vida Pessoal com a Profissional

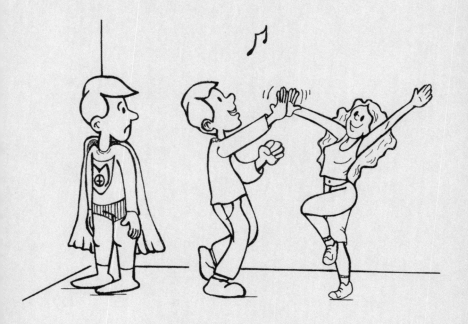

Não respire medicina todo o tempo, equilibre sua vida pessoal e profissional. Seja feliz completamente.

14

"**F**eliz na profissão e infeliz no amor", frase de efeito, muito utilizada e absolutamente falsa. Ou a pessoa está completamente feliz ou simplesmente não está feliz.

A profissão médica é sem dúvida a mais maravilhosa e a mais especial de todas as profissões, no entanto é uma das mais desgastantes em termos de geração de estresse.

Um médico cardiologista, cujo pai morreu de infarto agudo do miocárdio, tendo que lidar com pacientes infartados quase diariamente, ficará triste, muitas vezes, lembrando do pai.

Um intensivista pediátrico que precisa tratar de uma criança de sete anos que se afogou na piscina de casa, acaba projetando o próprio filho naquela situação, pelo fato de ele ter aproximadamente a mesma idade do paciente.

Uma obstetra, que não pode ter filhos porque é estéril e que passa toda sua vida profissional realizando partos e vendo nascer centenas de crianças, daria qualquer coisa para ter o seu próprio filho. Ela precisa se superar a todo momento para prosseguir na sua especialidade.

O ato de lidar com vida e morte com frequência é difícil para o médico, que necessita criar seus mecanismos de defesa contra o estresse, porque ele pode ser considerado "cliente de risco" para infartos, gastrites e úlceras, hipertensão arterial e outras patologias envolvidas com este estresse.

O médico passa grande parte do seu tempo de trabalho orientando os clientes a relaxarem, a não se estressarem, a se cuidarem, a prevenirem a hipertensão, a hipercolesterolemia, a fazerem exercícios físicos; no entanto, quando se trata dele próprio, não consegue seguir as regras elementares que recomenda para sua clientela.

Ele necessita aprender a lidar com suas fontes naturais de estresse, e a melhor maneira de fazer isso é assumindo o compromisso de "não esquentar a cabeça com fatos tolos do dia a dia".

Você não deve simplesmente fingir que não está aborrecido com algo que aconteceu no seu trabalho; o que você deve fazer é realmente não se aborrecer com aquilo, porque isso não vai resolver o problema. Resolva a situação criada sem fugir dela, mas faça isso sem se estressar.

Não enxergue situações graves onde elas não existam. Tente encarar os transtornos diários como problemas pequenos e verá que serão mais fáceis de solucionar. Acima de tudo, seja tolerante com as pessoas e com você mesmo.

Uma boa terapêutica antiestresse é você aprender a "desarmar as pessoas" e observar como elas modificam suas reações com esta estratégia. Você vai gostar de treinar isso.

Imagine que você está dirigindo e acabou de dar uma "fechada" em alguém. Não houve colisão, mas o outro motorista emparelha para xingá-lo. Quando ele estiver ao seu lado, antecipe-se e diga: "Me desculpe, foi mal... eu não vi seu carro...", ele, que estava furioso, mudará logo de fisionomia e não terá mais razão para xingar, no máximo vai dizer: .... Presta atenção, né cara...

Inúmeras chances de desarmar alguém você poderá ter num dia de trabalho. Treine isso e verá como é divertido.

A profissão médica exige enorme dedicação desde o início da faculdade. É necessário muito esforço para conseguir a obrigatória atualização científica. Os plantões noturnos relegam a segundo plano a fisiologia normal do sono e, sem notar, o médico, ou ainda estudante, mergulhou 100% na profissão. E o lado pessoal da sua vida, como fica? Estará sendo feliz assim?

Quando o tempo passar e ele olhar para trás, vai se arrepender de muitas coisas boas que deixou de fazer na vida pessoal para dedicar-se inteiramente à profissão.

E daí? Existe maneira de ser um bom médico e equilibrar isso com atividades pessoais saudáveis? Dá para ser feliz de verdade?

É claro que sim, mas você precisa estar alerta para este objetivo.

O sistema empurra o estudante de Medicina para uma obsessão compulsiva pela profissão e à medida que avança na faculdade, o aluno vai abandonando toda a sua vida privada.

Tocava violão e não tem mais tempo para fazê-lo, ia ao cinema com frequência e agora vai raramente. Teatro nem pensar. Até a famosa *night* ficou em segundo plano. De esporte, somente as peladas da própria turma da faculdade e a ginástica já foi riscada do mapa há muito tempo.

A perspectiva é de que o milênio que está se iniciando seja o milênio do esporte e do lazer. Será que a classe médica está preparada para isso'? Certamente não. Mas ainda é tempo para mudar.

O estudante de Medicina estava saindo do hospital e alguém lhe chama: "Cara... voce viu o respirador novo que chegou na UTI?", e ele responde: "Oba, vamos lá ver...". Como resultado acaba chegando mais tarde em casa. Logo depois a namorada telefona: "Meu bem. vamos ao cinema hoje, tem um filme novo em cartaz ...".

Resposta do estudante: "Pô querida, estou *chapado*. Deixa para amanhã...".

O médico ficou numa reunião administrativa no hospital e ao chegar em casa seus filhos estavam dormindo. Ao sair, no dia seguinte pela manhã, os filhos ainda não haviam levantado. Isto acontece rotineiramente e durante toda a semana não consegue conversar com os filhos.

No Domingo, o menino solicita: "Papai, vamos jogar bola comigo?". E o pai responde: "Hoje não dá meu filho, estou cansado, é o único dia que posso dormir até tarde...". Isto se repete por várias semanas, às vezes, vários meses e seus filhos vão crescendo e ele não vê. Nunca mais conseguirá recuperar este tempo perdido.

Precisamos equilibrar sempre nossa vida pessoal com a vida profissional e você deve tornar-se consciente disso o mais rapidamente possível.

Para atingir esta meta prioritária, alguns pontos são importantes:

O primeiro deles é o que denominamos administração do tempo.

O médico desde o início da carreira, ou mesmo ainda nos tempos de faculdade, deve aprender a administrar seu tempo. Para isso, precisa organizar sua vida, definir seus objetivos de curto prazo e procurar atingi-los. Não deve gastar tempo com atividades desnecessárias e que não agreguem valores.

Sugestões para desenvolver a administração do tempo:

- Faça sua agenda para o dia seguinte, mesmo que a agenda esteja somente na sua cabeça.
- Gaste pouco tempo no telefone, evite conversas prolongadas sobre trabalho. Seja conciso.

- Não desperdice tempo resolvendo pessoalmente aquilo que você pode resolver por telefone.
- O trânsito engarrafado não deve lhe estressar, aproveite este momento para refletir e planejar sua vida.
- Faça uma lista das suas pendências e deixe-a sobre sua mesa. Ao passar seus problemas para o papel você estará diminuindo o estresse gerado por eles.
- Use esta lista como guia para a execução de suas tarefas. Em pouco tempo sua relação de assuntos pendentes vai diminuir.
- Evite reuniões fora do expediente de trabalho.
- Evite reuniões prolongadas. Não dão bons resultados e perde-se muito tempo.
- Delegue, sempre que possível. Não imagine que você sempre fará melhor do que os outros.
- Tenha objetivos bem claros e persiga os resultados.
- Desenvolva sua capacidade de resolução dos problemas e procure sempre diminuir o tempo de execução.
- Não acumule papéis e não guarde coisas que você não vai usar. Vai perder tempo revirando-as sem o menor objetivo.
- O que tiver que resolver, resolva logo, não deixe para depois.
- Só aceite convites para associações ou comitês se realmente lhe agregar valor.

O segundo ponto importante na obtenção do equilíbrio pessoa–profissão é a definição de prioridades.

Distribua igualmente suas maiores prioridades entre assuntos pessoais e temas profissionais.

Ir ao cinema com a namorada é tão importante quanto assistir a uma sessão clínica.

Ir jogar bola com seu filho é mais importante do que participar de uma reunião no hospital.

Evidentemente, não estamos preconizando que você deixe de comparecer a todas as atividades profissionais para usufruir de atividades pessoais, apenas sugerimos que você equilibre estas duas responsabilidades.

Reserve sempre um tempo para seus exercícios físicos, que devem ser feitos pelo menos três vezes por semana. Considere isso alta prioridade.

Os exercícios físicos não somente são importantes como necessidade do corpo humano, mas também representam uma das melhores maneiras de diminuir o estresse. Experimente, depois de um longo dia de trabalho, ir para a academia, fazer uma hora de ginástica e tomar um banho frio. Você terá a sensação de estar revigorado e parecerá que o dia está começando novamente.

Deixe alguns horários semanais para você mesmo e para seu lazer. Isto é fundamental para sua tranquilidade pessoal. Não assuma compromissos profissionais nestes horários.

Geralmente, no início de carreira, os primeiros plantões que conseguimos são no final de semana, porém tente liberar estes dias, o mais rapidamente possível. O mesmo raciocínio deve ser usado para os plantões noturnos, assim que possível largue-os.

Noite é para dormir (algumas vezes para se divertir) e finais de semana são para o lazer e não para o trabalho.

As viagens, mesmo curtas e para locais próximos, são extremamente importantes para aliviar as tensões diárias.

Se já tiver casado e/ou com filhos, procure fazer, pelo menos anualmente, uma viagem com a família; isto os aproxima e aumenta o relacionamento entre todos.

Não deixe de tirar férias. Nunca "venda suas férias" para ganhar algum dinheiro extra, a não ser que existam razões extremamente especiais.

Procure estimular a união e tranquilidade no seu lar. Não há melhor satisfação do que uma família estruturada e sólida.

Não saia muito tarde do hospital ou do consultório. O jantar em família é muito importante para aumentar a integração entre os seus membros.

Toda atividade em grupo com a família é saudável, mesmo que seja simplesmente o ato de ver televisão juntos.

Participe da vida de sua(seu) esposa(o) e de seus filhos, converse com eles, acompanhe seu crescimento e desenvolvimento escolar. Seja amigo deles.

Seja também amigo dos amigos dos seus filhos(as); eles se orgulharão disso e você estará participando ainda mais da vida deles.

Outra sugestão: não se estresse com problemas de pouca importância, "não faça tempestade em copo d'água", seja tolerante com as pessoas, em qualquer ambiente onde esteja.

Enfim, equilibre sua vida pessoal e profissional e assim poderá ser feliz de verdade.

E lembre-se: você é o maior responsável pela sua própria felicidade.

"Os divertimentos lubrificam o corpo e a mente."
Benjamin Franklin

Como Construir uma Grande Carreira Médica

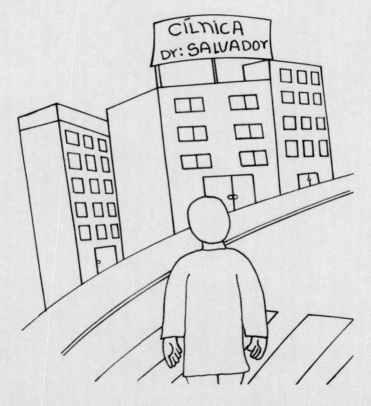

Se não souber para onde quer ir,
será difícil escolher o caminho
a seguir.

15

Se você quer ser um médico de sucesso, tanto do ponto de vista pessoal quanto profissional, procure guiar sua vida. Não deixe simplesmente "A vida te levar..."

Não chegue aos 50, 60 ou 70 anos tendo que olhar para trás e constatar que muita coisa boa deixou de fazer e como tudo poderia ser diferente se tivesse tomado algumas decisões na hora certa. Será triste se arrepender de não ter lutado por uma carreira melhor ou simplesmente ficar acreditando que foi apenas... falta de sorte.

Para não ter essas frustrações no futuro, nada melhor do que destinar sempre um pouco de tempo para "construir sua carreira".

Tudo bem que a profissão médica é fantástica e excelente como mercado de trabalho, mas uma carreira bem construída evitará muitos erros, dissabores e acima de tudo pode acelerar seu crescimento.

Embora a Faculdade de Medicina nos passe com intensidade a ideia de que para ser um grande médico é necessário estudar muito, progredir na profissão e aumentar sempre o currículo, isso é apenas metade da verdade.

Para construir uma grande carreira, dois pontos são fundamentais:

DESENVOLVIMENTO E APRIMORAMENTO TÉCNICO-CIENTÍFICO

Se é verdade que a Medicina é uma excelente escolha como profissão e mercado de trabalho, também é verdade que ela representa uma área bastante competitiva e para segmentos competitivos como esse é sempre desejável, e até mesmo obrigatória, competência máxima; portanto crescer cientificamente é fundamental para o sucesso.

Residência médica, especialização, mestrado e doutorado são muito importantes para esse desenvolvimento.

A residência médica, caracterizada por "treinamento em serviço" é fundamental na formação do profissional, não deixe de fazê-la, mas se sua área de especialidade não dispõe de muitas vagas e você não conseguiu ser aprovado para um dos programas de residência, existem ainda bons cursos de pós-graduação, que depois de uma duração de dois a três anos, permitirão a você prestar o concurso para obtenção do titulo de especialista na sua área. Este diploma também será muito importante na sua carreira.

Mestrado e Doutorado podem parecer uma carga muito pesada para quem já esteve tanto tempo nos bancos escolares. Mas se você quer construir uma carreira realmente brilhante, esses cursos farão muita diferença e tornarão seu currículo inquestionável do ponto de vista cientifico.

Ainda dentro da filosofia de atingir excelência técnica máxima, é interessante você conhecer todos os bons serviços da sua área, quer sejam na sua cidade, em outros estados ou até mesmo em outros países. Os serviços da sua ou de outras cidades do Brasil, você deve visitar ainda durante o período de residência, já os serviços fora do Brasil, deixe para depois de ter completado sua residência ou pós-graduação.

Você deve estar imaginando que será difícil sair do Brasil; ou por não conhecer ninguém no exterior ou mesmo pelos custos que isso possa representar

Acredite que não será assim tão difícil.

Imagine que você terminou a residência de cardiologia e acha que Cleveland, nos EUA, é o topo de excelência na área, busque na internet o nome e endereço eletrônico do chefe do serviço e mande um e-mail explicando que terminou sua formação em cardiologia e que gostaria muito de visitar o serviço dele, porque sabe que é um dos melhores do mundo na área (um pouco de bajulação nessas horas sempre ajuda). Pode ter certeza de que você vai ficar impressionado com a boa receptividade.

A passagem não fica tão cara (fique de olho nas promoções das companhias aéreas em épocas de baixa temporada), a hospedagem também não será nada que você não possa pagar com um pouco do que economizou durante a residência. Em ultimo caso, um albergue pode ser interessante para baratear a estada

Outra coisa, você deve estar se perguntando: Se é tão importante o aprimoramento cientifico, como posso fazer para estar sempre atualizado? A medicina muda muito... E tantas novas descobertas... fica difícil se atualizar?

Não se estresse, para se manter em dia com a ciência médica, na verdade, você somente precisará do que chamamos de *kit* de atualização.

Kit de Atualização Médica

- Tenha o melhor *livro texto* da sua especialidade.
- Assine *uma revista científica internacional* da especialidade.
- Participe de um *congresso anual* da especialidade.

- Tenha acesso à *internet* com banda larga, para consultas frequentes.

Pronto, já terminou a residência, já fez mestrado e até doutorado e sente que a carreira ainda está meio emperrada. Você não deslancha! O que fazer?

Talvez esteja na hora (e pode começar isso até mesmo durante a residência médica) de aumentar sua visibilidade cientifica, ou seja, você precisa "aparecer "para o meio médico. Mas como?

Fique tranquilo e *vá com fé*. A seguir vão algumas sugestões:

- Apresente temas livres ou posters em Congressos. Três ou quatro por congresso é uma boa média. Nem sempre os temas livres precisam ser muito complexos. Se não estiver envolvido em nenhum trabalho de pesquisa, simplesmente apresente estatísticas de seu serviço, tais como "Perfil Nosológico de um Serviço de Emergência Ortopédica".

- Artigos científicos, que podem ser originais ou mesmo revisões de literatura, serão bem aceitos nas revistas cientificas da sua especialidade e também lhe darão uma boa visibilidade.

- Organize seus próprios eventos científicos e convide sempre alguém de prestígio da sua área (de outro serviço ou mesmo de outra cidade). Aparecer ao lado dos "bambas" da especialidade será sempre interessante e eles acabarão retribuindo, convidando você para os eventos que eles organizarem.

- Se houver oportunidade de escrever algum capitulo para livros de professores conhecidos, não perca essa chance.

• Aumente sua rede de contatos na área médica. Quando for a um evento cientifico, seja simpático, fale com todos e se apresente aos colegas de serviços diferentes de sua cidade ou de outras. Tente manter um intercâmbio com esses novos colegas de profissão.

Procure realmente dar uma grande importância aos seus relacionamentos profissionais. Seja ético nas suas atitudes em relação a outros colegas. Se você fizer bem seu "filme", isso ajudará muito no crescimento e na repercussão sobre seu nome dentro da especialidade.

Lembre-se de que simpatia não é apenas uma questão de opção para os médicos, simpatia é obrigação e uma importante ferramenta de trabalho para o seu crescimento.

DESENVOLVIMENTO COMPORTAMENTAL

O segundo ponto importante na construção da carreira é buscar também um desenvolvimento em outras áreas, que não seja a científica. Chamamos isso de desenvolvimento comportamental.

Em algum momento da sua vida profissional você vai se deparar com o chamado conflito do cientista. De um lado a busca da excelência cientifica e de outro a realidade do capitalismo em que vivemos.

Ou seja, você sabe que precisa crescer e desenvolver tecnicamente, para competir no seu mercado, mas também precisa ganhar dinheiro e ai vai sentir falta de não ter aprendido na faculdade outros tópicos necessários para um bom desempenho de qualquer profissão. Você vai se deparar com contratos, cobrança de honorários, aumento de patrimônio, marketing, aplicações financeiras, legislação...

Nesse momento, vai ficar confuso mas, lembre-se, desesperar? Nunca!

Como todos os produtos comerciais, nós, médicos, temos também um ciclo de vida profissional, que se inicia logo depois da formatura com baixa produtividade e baixos rendimentos, depois, no auge da carreira, com alta produtividade e consequentes altos rendimentos e, finalmente, depois dos 60 anos, uma fase de declínio, quando retornaremos à baixa produtividade e baixos rendimentos.

Assim, pode ser que na velhice você tenha dificuldades financeiras. Tente pensar nisso e planejar seu futuro, portanto, é muito importante que, durante sua vida útil profissional, na fase de maior produtividade você se preocupe em criar uma máquina geradora de dinheiro, que possa funcionar independente de seu suor, de seu estetoscópio ou de seu aparelho de ultrassonografia.

Embora muitos colegas sejam contra o fato de empresariar a medicina, essa pode ser uma boa alternativa para o futuro. Com certeza, isso não caracteriza uma atitude antiética da sua parte. Dar emprego para outros colegas na sua clínica, pagar a eles um percentual da consulta e ficar com outra parte, não é antiético e nem pecado. Afinal, você montou aquele negócio, tem uma boa clientela e eles, por outro lado, terão uma oportunidade de crescer.

Alugar horário no seu consultório para outros médicos, alugar seu aparelho de ultrassonografia, subcontratar médicos para sua clínica são alternativas interessantes.

Na fase inicial de sua carreira não fique muito preocupado em economizar, juntar dinheiro ou adquirir apartamento. Invista na sua carreira e o dinheiro para a compra do apartamento será consequência de uma carreira bem elaborada.

Também não fique marcando passo em empregos que não lhe agreguem valor. Troque de empregos com facilidade, de um modo geral mais de dois ou três anos no mesmo emprego é atraso na carreira

De modo geral, os médicos são muito alienados. Preocupam-se somente com sua profissão e se desligam totalmente de tudo que é externo ao meio profissional. Isso é ruim: você precisa ficar mais ligado, mais antenado, num mundo atual, onde as mudanças são céleres.

Procure assinar um jornal, uma revista de informação, assistir a algum jornal televisivo, muitas vezes algo que está ocorrendo fora da medicina poderá ter utilidade na sua área profissional. Com isso você também estará acompanhando as tendências do mundo moderno e as mudanças que possam afetar sua profissão

Outro aspecto muito importante para se obter uma carreira de sucesso é a necessidade de aprender a administrar o tempo. Essa é uma das maiores dificuldades da maioria das pessoas e especialmente dos médicos. Quanto melhor você conseguir administrar o tempo, mais facilmente poderá produzir e obter melhores resultados. Não é fácil, mas se você se conscientizar de que isso é importante vai terminar ficando especialista nesse assunto

Uma boa administração do tempo permitirá também atingir o equilíbrio tão desejado entres sua vida pessoal e profissional e dará a você mais oportunidade de planejar adequadamente o crescimento

Fundamental ainda é conhecer sempre seu negocio, não importa se é um consultório, uma clínica, um serviço de imagem ou mesmo um hospital. Trabalhe com o modelo de relatório gerencial único, mostrado a seguir.

RELATÓRIO GERENCIAL ÚNICO

Ano	Jan	Fev	Mar	Abr	Maio	Jun	....	Dez	Total
Faturamento									
Amil									
Bradesco									
SulAmérica									
Outros									
Total									
Receitas									
Amil									
Bradesco									
SulAmérica									
Outros									
Total									
Despesas									
Folha Pag									
Encargos									
Impostos									
Aluguel									
Luz									
Telefone									
Outros									
Total									
Resultado									
Indicadores									
Consul. 1ª vez									
Consul. Seg.									
Exames									
Vacinas									

Procure administrar seu negócio, seja pequeno ou grande, de forma mais profissional possível, e nesse aspecto você deve sempre levar em consideração três fatores:

O primeiro deles é a parte operacional, ou seja, o dia a dia, o funcionamento prático do seu serviço deve acontecer sem atropelos, busque um funcionamento metódico, simples e organizado.

Algumas pessoas, talvez pela educação familiar, são mais organizadas que as outras e na vida profissional terão maiores facilidades. Se você não é dessas pessoas muito organizadas, comece a treinar isso, e, principalmente, na hora de escolher seus auxiliares, como a secretaria de seu consultório, por exemplo, procure dar preferência àqueles que no momento da entrevista de seleção dizem para você que são obcecados por organização.

A parte financeira é o segundo fator e também fundamental. O controle do orçamento e conhecimento profundo dos números é muito importante. Fique bem familiarizado com o modelo de relatório único mostrado anteriormente.

O terceiro e não menos importante fator é o uso adequado do Marketing. Não descuide dele e fique atento aos ensinamentos do Capitulo 4.

Tente sempre inovar na sua especialidade. Isso pode fazer a diferença na sua carreira. Veja os conceitos discutidos na página 217.

Uma sequência didática para se obter sucesso:
- Aumente sua autoestima.
- Aprenda a administrar seu tempo.
- Aprimore-se profissionalmente.
- Desenvolva-se no lado comportamental.
- Seja mais ambicioso (ambição com ética, não é pecado).
- Procure inovar sempre que possível.

Faça sempre o uso do marketing, inclusive o marketing pessoal.

E não deixe de fazer tudo isso dentro do princípio de procurar equilibrar sua vida profissional com sua vida pessoal e familiar.

Construa grande a sua carreira e se orgulhará dela e de você mesmo.

> "Quem sabe faz a hora,
> Não espera acontecer...
> Geraldo Vandré

PARTE II

TÓPICOS ESPECIAIS IMPORTANTES NO INÍCIO DA CARREIRA MÉDICA

Formação
de Sociedades

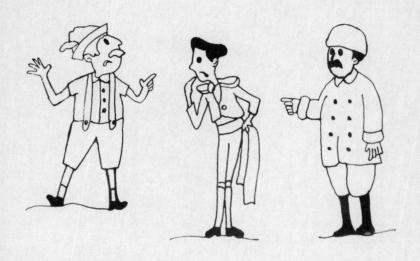

Não inclua muitos sócios
em uma sociedade.
Um é pouco, dois é bom,
três é demais.

16

Uma tendência dos médicos jovens é a de reunir vários colegas para a criação de uma sociedade. A tentativa de desenvolvimento em grupo pode ser explicada, em parte, pela insegurança natural que ocorre neste período da vida profissional, no qual o jovem acredita radicalmente que a união faz a força" e que de alguma forma ele se sente protegido quando está em grupo. Talvez a Faculdade de Medicina não tenha conseguido prepará-lo suficientemente para assumir a grande responsabilidade que é exigida do profissional médico.

A dificuldade financeira, também comum nesta fase da vida, é outro fator que estimula a formação de sociedades, porque um número maior de sócios permitirá um desembolso menor de capital na abertura do negócio.

Basicamente, os grupos formados podem funcionar de duas maneiras:

GRUPO SEM SOCIEDADE

Nesta modalidade, cada um dos integrantes desempenha suas atividades totalmente independente dos outros. Eles apenas compartilham dos serviços em comum, fazendo com que os custos fixos sejam diluídos.

O médico recebe integralmente os rendimentos de seu trabalho e pagará um rateio das despesas comuns. Não existe uma empresa legalmente constituída.

Exemplo: Três médicos resolvem compartilhar um consultório que já está em funcionamento.

Não há despesas iniciais de instalação, simplesmente passam a dividir as despesas comuns como aluguel, condomínio, secretária, material de escritório, conta telefônica, escritório de contabilidade, conta de luz, faxineira e IPTU.

Cada um tem sua própria clientela e recebe 100% de sua receita.

É um bom esquema? Sim, enquanto houver disponibilidade de horário para os três médicos.

Desde que não tenha sido feito nenhum investimento na instalação do consultório, cada um dos integrantes pode sair do grupo a qualquer momento.

As dificuldades geralmente surgem alguns anos depois, quando a clientela dos três for aumentando e não houver disponibilidade de expansão de horários para cada médico. A agenda vai ficando estrangulada e todos necessitam de mais espaço, o que fica inviável naquele local.

A situação é um pouco diferente quando há necessidade de se fazer investimentos financeiros na instalação do consultório, tais como obras e decoração.

A primeira dúvida surge: O aluguel vai ficar no nome de qual dos integrantes do grupo? Ele correrá mais riscos? Mas, também, terá mais poder se o negócio der certo? E se em algum momento, um dos integrantes quiser sair ou mudar de consultório, será indenizado pelas obras de instalação e decoração?

Este é um exemplo comum de situação geradora de conflito, que poderia ser evitada se os profissionais refletissem ou planejassem suas atividades com mais tranquilidade.

Provavelmente, você terá oportunidade de vivenciar a seguinte história:

Dez colegas de faculdade acabam de se formar e resolvem iniciar as atividades de consultório. A sugestão dada por um outro médico mais experiente, para que eles começassem apenas alugando horários em um consultório já em funcionamento até que a clientela aumentasse, não foi aceita pelo grupo que estava ávido de ter alguma coisa realmente própria.

Como todos no grupo não dispunham de muito dinheiro (talvez quase nenhum) alugaram uma sala pequena, que poderia ser dividida apenas em uma sala de espera, um banheiro e uma sala de consultas.

Conseguiram um arquiteto amigo, que fez um projeto por um preço baixo, e iniciaram rapidamente as obras. Todos ajudaram a conseguir bons preços na compra dos materiais da obra e da decoração. O consultório ficou muito bonito, por um custo que não foi pequeno, mas certamente abaixo da média, e todos ficaram felizes. Como eram 10, as despesas rateadas não ficaram tão altas e cada um conseguiu arranjar sua parte do dinheiro com familiares.

A divisão dos horários permitiu um turno por semana para cada profissional. Quando havia uma urgência, o médico pedia para o seu cliente ir até o consultório e no intervalo entre duas consultas do colega, que estava naquele dia, ele fazia seu atendimento de emergência.

Depois de um ano, todos continuavam felizes.

Com o passar do tempo, a clientela foi aumentando e a situação tornando-se insustentável, porque a demanda exigia mais horários para cada um dos médicos e o espaço físico não permitiria a criação de mais uma sala de consultas.

Os médicos que estavam com mais clientes passaram a querer deixar o consultório, porém sentiam-se no direito de recuperar o dinheiro gasto nas instalações. Uns precisavam vender suas partes, que legalmente nem existiam, para os outros, e não havia consenso nos valores.

Situação altamente conflituosa que terminou resultando na saída de alguns. O problema se repetiu um ano depois e o resultado final foi que apenas dois médicos ficaram no consultório, os outros receberam algum valor, que não os satisfizeram, como indenização e hoje são todos inimigos.

GRUPO COM SOCIEDADE

A outra situação é aquela em que alguns profissionais resolvem se unir e criar uma sociedade legal para prestação de serviços na área médica. A clientela não é mais individual, passa a ser de toda a sociedade e as receitas e despesas também são administradas em conjunto.

Pode ser uma clínica radiológica, uma clínica de vacinação, um laboratório de análises clínicas ou um serviço de ultrassonografia, por exemplo. Procuram um advogado e constituem uma razão social, geralmente uma sociedade por cotas de capital, com responsabilidade limitada.

O pensamento inicial, que é absolutamente equivocado, é sempre o mesmo. Para diminuir as despesas de instalação e de funcionamento e não precisar contratar mão de obra externa, a sociedade é constituída com vários sócios.

Se o novo serviço funcionará 24 horas por dia, é comum agruparem-se sete médicos e cada um dará um plantão por semana, ou cinco médicos com um dia de trabalho durante a semana e rodízio nos sábados e domingos.

Certamente, no momento de dividir os horários de trabalho, os gastos de instalação e as despesas operacionais, o número maior de sócios facilita muito o empreendimento, porém não podemos esquecer de que o lucro gerado pode não ser suficiente para uma divisão satisfatória entre tantos sócios.

Considerando as diferenças individuais de cultura, de formação ética, de caráter, de personalidade e mesmo de objetivos de vida, pode-se esperar que quanto maior for o número de integrantes do grupo, maior a capacidade geradora de conflitos entre os sócios.

Discussões, briga pelo poder, competição interna, competição entre as mulheres (maridos) são apenas alguns dos problemas que podem constituir o cenário de uma sociedade com muitos participantes.

Por exemplo, se algum dos sócios é mais organizado e econômico e consegue aumentar seu patrimônio mais rapidamente, começa a inveja e o boato de que está ganhando ilegalmente dentro da sociedade. A história assume proporções maiores se ele, por ser mais organizado, for o responsável pelo controle financeiro da empresa.

No início, o objetivo de conseguir sucesso profissional é o mesmo para todos, a união é mantida e o clima é de festa. Depois os interesses individuais se modificam, os sucessos alcançados fora da sociedade são diferentes e a situação fica conflituosa.

Outra complicação das sociedades com muitos membros, é que capacidades de trabalho e de realização diferentes geram conflitos, porque alguns sócios ficam estáticos, apoiando-se nos que são mais dinâmicos e que terminam "carregando a empresa nas costas".

Mais adiante esta situação fica insustentável, porque o sócio que trabalha mais (e muitas vezes o problema é produção e não carga horária) passa a querer fazer uma retirada financeira maior e os outros não aceitam, porque na maioria das vezes não conseguem nem enxergar que alguém está produzindo mais do que eles.

Muitas sociedades, principalmente aquelas com um grande número de sócios, se dissolvem e o término é sempre no mínimo constrangedor e no máximo beligerante.

Qual seria o número adequado de sócios em uma sociedade?

Acreditamos que dois seja o número ideal. Um sócio apenas poderia ser melhor? Nos momentos de conflito numa empresa, achamos que sim. Porém, acreditamos que seja bom ter alguém com quem dividir as ansiedades, os riscos, o próprio trabalho, as responsabilidades, as despesas, mas principalmente as alegrias e o sucesso.

Numa empresa de um único dono, a dificuldade de ele equilibrar seus aspectos pessoais e profissionais será muito maior, principalmente levando-se em consideração que nossas atividades envolvem viagens, congressos, exposições e estágios.

Será muito difícil o proprietário de uma empresa individual poder ausentar-se do país para um estágio de dois meses no exterior ou mesmo para uma viagem de férias de um mês fora do país.

Reuniões com convênios, com funcionários, com associações de classe, com chefias de setores, problemas operacionais, administração financeira, marketing da empresa, planejamento estratégico, fiscalizações, treinamento de recursos humanos e qualidade do atendimento são algumas das atividades importantes de uma empresa em crescimento e que se tornam fardos pesados para apenas um sócio numa empresa individual.

Se você já está participando de uma sociedade com vários colegas e pretende ficar nela, não se desespere, existem maneiras de minimizar as fontes geradoras de conflitos:

- Distribuição bem definida de atribuições é talvez o mais importante elemento de paz numa sociedade.

- Clareza e transparência da documentação financeira.
- A confiança entre sócios não deve ser abalada por dúvidas sobre correção e honestidade dos outros sócios.
- Arranjos sobre cargas horárias e prolabores podem ser feitos para equalizar a diferença de quantidade de trabalho entre os sócios.
- A empresa deve desenvolver alguns modelos de relatórios gerenciais com informações sobre os diferentes setores. Estes relatórios devem ser discutidos em reunião de diretoria a cada um ou dois meses.
- Com base nas informações gerenciais, a diretoria deve elaborar um planejamento estratégico da empresa, definindo exatamente que funções serão executadas por cada sócio.

A definição de objetivos, de funções e a discussão periódica de relatórios gerenciais são maneiras de diminuir acentuadamente os atritos numa sociedade.

Empresas com divisão igualitária de cotas são mais fáceis de administrar. A situação de dois sócios com 50% das cotas cada um, é melhor do que a de um sócio com 90% e outro com 10%.

Quando um dos sócios, depois de algum tempo, não quiser mais trabalhar na empresa e passar a funcionar apenas como capitalista, a solução será estipular um prolabore para o sócio que continuar trabalhando. O lucro continuará sendo dividido proporcionalmente ao número de cotas. Mesmo assim, é difícil o consenso em relação à definição do valor do prolabore.

Portanto, reflita bem antes de abrir uma sociedade repleta de sócios. Pode ser mais fácil agora, mas certamente será complicada posteriormente.

Evite conflitos desnecessários na sua vida.

> *"Nossa principal necessidade na vida é alguém que nos faça fazer o que podemos."*
> Ralph Waldo Emerson

COMO ESCOLHER OS EMPREGOS

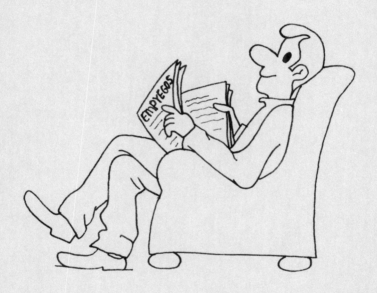

Superada a necessidade de sobrevivência, escolha empregos que agreguem valores e quando pararem de agregar mude para outro sem hesitação.

17

Um dos fatores mais importantes no desenvolvimento profissional de um médico é o planejamento da carreira, portanto ele deve definir bem seus objetivos, mesmo que de curto prazo, e procurar atingi-los com bastante perseverança.

O sucesso da sua carreira dependerá muito das experiências pelas quais você passará nos diferentes empregos, por isso escolha-os bem.

Geralmente os médicos não têm critérios bem definidos para selecionar seus empregos e muitas vezes incorrem em erros primários como permanecer muito tempo numa mesma empresa, ou preservar empregos que depois de algum tempo não lhe agregam nenhum valor científico ou econômico.

No mundo empresarial, quando analisamos as carreiras dos grandes executivos, verificamos que o maior sucesso aconteceu com aqueles que tiveram a ousadia de trocar de posições e, consequentemente, de empresas a cada dois ou três anos e puderam assim armazenar uma bagagem cultural, técnica e científica muito grande ao longo dos anos.

Na profissão médica não precisa ser diferente. Cada novo emprego lhe acrescentará alguma coisa, quer seja científica ou culturalmente. Além disso, seus contatos aumentam e sempre existe a possibilidade, se fizer um bom trabalho, de difundir mais o seu nome e de se sobressair no mercado.

Acreditamos que na fase inicial da carreira, quando a sobrevivência ainda é o fator mais importante, o médico deva aceitar empregos mais simples e menos diferenciados e até mesmo por salários mais baixos, ou seja, neste momento crítico inicial, qualquer emprego serve, desde que, evidentemente, não ultrapasse seus limites éticos e morais.

A partir do ponto em que a sobrevivência esteja resolvida, o médico deve começar a selecionar melhor seus empregos e permanecer neles apenas enquanto houver contribuição científica para sua formação médica.

Como já foi dito, o mercado de trabalho para o médico é muito bom. Você não precisa ter receio de ficar sem emprego. O índice de desemprego na classe médica é de apenas 0,3% e os empregos aparecem com relativa facilidade. Portanto, você pode selecionar seus cargos com critérios e permanecer neles somente o tempo que desejar ou que julgar que ainda lhe traz benefícios.

Se você, por exemplo, aceitou um emprego numa UTI, cujo salário não é compensador, mas que estará lhe trazendo uma boa bagagem técnica, permaneça nele apenas enquanto estiver lhe dando experiência, não mais do que um ano. Após isso, comece com tranquilidade a procurar outra posição que lhe permita um melhor salário.

Evidentemente, não estamos afirmando que o salário é o mais importante. As condições de trabalho, contatos, prestígio e conhecimentos científicos também devem pesar na análise, porém nunca se acomode. Procure sempre estar progredindo e não tenha receio de trocar de emprego.

Você deve, com alguma periodicidade, refletir sobre seus empregos atuais. Faça a si mesmo algumas perguntas, tais como:

- Quanto tempo estou neste emprego?
- Estou satisfeito com as condições de trabalho que ele me propicia?
- O salário é adequado para as funções que exerço?
- Estou crescendo nesta instituição?
- Este emprego está possibilitando aumentar meus contatos profissionais?
- Esta posição continua me trazendo novos conhecimentos científicos?

De acordo com as respostas que obtiver, talvez seja o momento de pensar em mudar.

Observamos uma tendência dos médicos a fixarem-se muito tempo nos seus cargos, principalmente quando conseguem um emprego público, acreditando que ele representará sua garantia de aposentadoria.

Infelizmente os salários dos empregos públicos não garantem aposentadoria tranquila para ninguém, porque são salários muito baixos. Não somos contra funcionários públicos, mas achamos que o médico não deve interromper ou prejudicar seu progresso na carreira, deixando passar oportunidades melhores, somente porque deram prioridade para um cargo público.

Não é apenas a empresa (hospital ou clínica) que tem o direito de analisar e selecionar médicos para serem seus funcionários. O médico também deve aprender a escolher seu emprego.

Alguns fatores devem ser analisados na hora de selecionar um emprego:
- Condições de trabalho
- Prestígio do hospital ou clínica

- Salário
- Capacidade técnica da equipe e da chefia
- Situação econômica do empregador
- Possibilidade de crescimento da empresa
- Chances de progresso dentro da instituição
- Capacidade da empresa (hospital ou clínica) de gerar dinheiro

Este último item é muito importante e normalmente não é levado em consideração. Não adianta seu patrão estar muito satisfeito com você e todos no emprego lhe adorarem se a empresa não é capaz de gerar valores financeiros suficientes para lhe pagar um bom salário ou permitir que você cresça profissionalmente.

Quando for para uma entrevista de emprego, vá com segurança e demonstre-a para o entrevistador. Esteja bem apresentável, barba feita, cabelos arrumados e roupa social discreta. Não chegue atrasado. Olhe sempre nos olhos do entrevistador, diga que deseja realmente aquele emprego, fale das suas experiências anteriores e explique por que você acredita que pode contribuir naquela posição.

Se o seu *curriculum* foi responsável por você ter sido selecionado para alguma função especial, como uma chefia de serviço, antes da entrevista tente descobrir qual é o real grau de interesse que a instituição tem em você, assim como os rendimentos médios deste mercado e, dependendo disso, valorize-se e discuta seu salário com segurança.

Durante a entrevista, podem perguntar qual sua pretensão salarial. Não hesite e responda: "Podemos discutir o salário, em princípio pensei em R$ ...., tenho certeza que vou merecê-lo...". Nestas situações, peça sempre 30% a 50% acima do mercado.

A partir do momento em que você esteja empregado, não importa qual a função, desempenhe-a sempre da melhor maneira possível, surpreenda e destaque-se pela sua dedicação e pela sua técnica. Estude e aprimore-se naquilo que está fazendo. O sucesso é consequência.

Você pode não ter muita prática ao iniciar em um emprego de plantonista numa clínica de idosos, por exemplo, mas a partir do momento que aceitou esta posição passe a estudar geriatria com afinco, leve livros da especialidade para o plantão e leia em casa, nos seus livros de consulta, tudo sobre as patologias que viu no plantão anterior, assim estará se aprimorando e certamente vai se destacar. Os resultados virão, pode ter certeza disso.

Infelizmente, observamos médicos que trabalham no mesmo plantão por anos, tratam as mesmas doenças, utilizam sempre os mesmos medicamentos e nunca foram aos livros para verificar se existe alguma novidade científica em relação àquela patologia ou mesmo se a dosagem do medicamento que prescrevem está correta.

Se você está iniciando em um novo emprego e não tem nenhum diferencial de qualidade, aceite as condições de salário propostas, dedique-se, destaque-se, deixe que descubram o seu valor, procurando sempre ser o melhor e depois valorize-se solicitando melhoria de salário.

Amplie seus horizontes e não se limite a procurar empregos somente na sua cidade. Oportunidades em outros centros, ou até em cidades pequenas ao redor da sua, podem ser interessantes, mesmo que representem posições temporárias dentro dos seus planos.

Um plantão por semana em bairro afastado ou cidade vizinha pode não ser tão difícil de encontrar e talvez remunere muito melhor do que os plantões em locais próximos. Com o tempo, você poderá selecionar os locais onde trabalha e manter os que lhe interessar mais.

Lembre-se, quando sentir que está no momento de trocar seu emprego por outro melhor, porque este não lhe traz mais nenhuma contribuição, comece a procurar uma nova posição, porém somente deixe o emprego atual quando estiver com outro certo. Não saia de um emprego para procurar outro. Para os empregadores, você vale muito mais empregado do que desempregado.

Independente de estar num bom emprego, um profissional liberal, como o médico, deve sempre analisar a possibilidade de um dia criar o seu próprio negócio ou até mesmo ter alguma participação como quotista da clínica ou do hospital onde trabalha. Pense grande.

Sugerimos que a primeira atividade liberal seja o consultório próprio. Nele, você começará a adquirir alguma experiência administrativa, porque terá de controlar coisas simples já comentadas, como o salário dos funcionários, o funcionamento operacional, os impostos, alvarás, convênios, faturamento, controle bancário, contas a receber e a pagar, confecção de impressos e de propaganda.

No dia a dia de um consultório, você irá desenvolver as habilidades de administrar um pequeno negócio e esta experiência será muito útil quando você pensar em um empreendimento maior.

Portanto, escolha seus empregos com critério, mude sem temor quando achar necessário e acima de tudo pense um dia em ser o seu próprio patrão.

> *"Um bom lugar para se trabalhar*
> *é aquele em que você confia nas pessoas*
> *e no estilo de administração*
> *adotado pela empresa."*
> Robert Levering

Postura e Apresentação do Médico

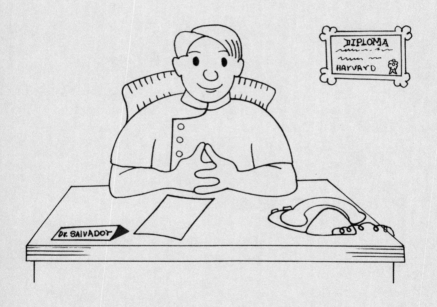

Sua postura e apresentação são importantes intrumentos de marketing para atingir o sucesso.

18

O fato de a Medicina ser considerada a profissão de maior *status* e prestígio exige do profissional médico uma postura adequada a esta posição social.

O estudante quando entra para a Faculdade de Medicina ainda tem uma postura bastante descontraída, resultante da sua situação atual de adolescente. Durante o período de universidade, esta descontração é mantida, principalmente como válvula de escape de jovens que são submetidos a um regime de ensino altamente estressante, com muitas cobranças, provas, seminários e excesso de responsabilidades.

É, portanto, difícil para o jovem mudar subitamente de uma cultura que inclui o uso de bermudas, tênis e camiseta para uma postura mais séria e aparentemente mais profissional.

À medida que o aluno progride no seu *currículum* escolar, automaticamente ele inicia a troca da bermuda e da camiseta para o jaleco e calças brancas, porém a transição maior, que deveria vir quando ele se diploma e assume definitivamente suas responsabilidades profissionais, é conflituosa para o seu grau de maturidade no momento da formatura.

A faculdade deveria se preocupar mais com a preparação dos alunos, em fase de término do curso, para esta mudança gradual de postura, extremamente importante na profissão médica.

No entanto, os períodos finais da faculdade são caracterizados pela ansiedade de todos, especialmente dos alunos, com a necessidade de escolha da especialidade — internato com uma carga cognitiva grande, preparação para o concurso da Residência Médica —, sobrando muito pouco tempo para se pensar em mudanças culturais e de postura.

A consequência prática é que o estudante, sentindo-se abandonado neste momento e angustiado com o fantasma do CRM, que ele tanto almejou, resolve assumir de qualquer maneira uma atitude de maior seriedade.

Sem experiência de como fazê-lo e sem nenhuma orientação a respeito, ele passa desconcertadamente de uma postura descompromissada de estudante para uma de excessiva seriedade profissional.

E os funcionários do hospital não conseguem entender por que o aluno, que era tão simpático, de repente virou médico e transformou-se num indivíduo "marrento", que parece "ter o rei na barriga".

É fundamental que esta mudança seja progressiva, porque ele precisa manter um bom relacionamento com todos os colegas de trabalho, sejam médicos iguais a ele, sejam membros da equipe multiprofissional ou mesmo funcionários menos graduados.

E por que o médico precisa ter uma postura diferenciada?

Porque os pacientes, como leigos, não têm capacidade de julgar a competência médica, e assim expressam o seu grau de satisfação com os serviços recebidos, através daquilo que eles simplesmente visualizam.

Portanto, o cliente avalia o médico pela sua postura e pela sua apresentação. Incluo aqui alguns itens com os quais os profissionais devem aprender a lidar:

- Lembre-se de que os clientes estão sempre observando todos os detalhes dos médicos.
- Mantenha uma boa aparência.
- Esteja sempre com roupas limpas e conservadas, nada de roupas sem botões ou costuradas.
- Cabelos penteados fazem diferença.
- A barba deve ser feita diariamente.
- Nada de bigodes, cavanhaques ou costeletas.
- Unhas sempre limpas e bem aparadas (e bem pintadas nas médicas).
- Troque a caneta que recebeu de propaganda de laboratório por outra melhor.
- Sapatos sempre limpos.
- Brincos, gargantilhas, pulseiras e anéis podem ser evitados pelos médicos.
- Saias muito curtas, adornos extravagantes, perfumes exagerados e maquiagem abundante são bons para festas e não para consultórios e hospitais.

Você não concorda com nada disso e não gostaria de transformar-se em "mauricinho" ou "patricinha" de uma hora para outra? Principalmente porque você acha que o conteúdo das pessoas é mais importante do que o seu visual?

Estamos de acordo com você em relação ao conteúdo ser mais importante, porém o primeiro impacto é sempre em cima do visual, e num atendimento médico o cliente não consegue, no tempo curto da consulta, ter acesso ao seu conteúdo, por isso ele julga mesmo pelo que vê.

Você pode ir para o trabalho até de calça jeans, mas use sempre um avental limpo, passado e abotoado por cima da roupa e sapatos limpos. Desde que seu sapato também esteja limpo, com o avental você estará pronto para causar uma boa impressão.

Qualquer que seja o local de trabalho, público ou privado, na capital ou no interior, mantenha sempre a mesma postura e aparência.

Seja educado com os clientes. Aperte a mão de todos eles e, principalmente no início da carreira, trate todos por Sr. ou Sra. Você será mais respeitado com esta postura.

Veja bem, você não precisa ser rude ou carrancudo para transmitir uma impressão de seriedade no seu trabalho. Pode ser educado, simpático e ao mesmo tempo discreto.

Preocupe-se com sua imagem, você pode ser rotulado de bom ou de mal médico, independente de sua capacidade técnica, simplesmente por sua postura.

Se você for se estabelecer como médico em uma cidade do interior, precisará ter mais preocupação com sua imagem, porque o boca a boca destes locais é muito forte e se você for visto bebendo cerveja num bar, a cidade toda saberá disso em pouco tempo e sua fama de alcoólatra, falsamente criada, poderá prejudicá-lo.

Numa cidade pequena, o médico, onde estiver, é sempre um dos centros de atenção, e se você ainda não é casado(a) cuidado, evite se expor muito nos seus encontros.

No interior, frequente sempre a missa e as reuniões de associações locais. Isto ajudará a criar uma boa imagem.

A postura do médico em relação a outros profissionais deve sempre traduzir atitudes de respeito, ética e consideração. Evite fazer comentários públicos sobre condutas médicas de colegas.

Mesmo que você não concorde com determinadas práticas, evite criticá-las e fuja da pressão criada por clientes para que você analise os procedimentos de outros colegas.

Uma criança é trazida ao seu consultório logo após ter ido a outro médico, que diagnosticou uma amigdalite e prescreveu um antibiótico. Você procede à anamnese e ao exame físico e tem certeza de que se trata apenas de um quadro viral de rinofaringite aguda e não vê indicação para o tratamento com antibióticos.

Sua conduta deve ser a mais ética possível e o diálogo com a família pode ser o seguinte:

MÉDICO: A senhora pode ficar tranquila, seu filho tem um quadro viral, sem maiores consequências.
MÃE: E o antibiótico, doutor? Continuo?
MÉDICO: Não senhora, pode parar, não vejo mais necessidade...
MÃE: Mas doutor, meu filho tomou apenas duas doses, já foi suficiente?
MÉDICO: Fique tranquila, é apenas uma infecção viral, não precisa dar mais este remédio...
MÃE: Mas doutor, o outro médico disse que ele precisava do antibiótico...
MÉDICO: Não se preocupe, as condutas médicas podem ser diferentes, mas eu prefiro não usar este remédio pelo menos por enquanto.
MÃE: Quer dizer que não havia amigdalite nenhuma, doutor?
MÉDICO: A garganta realmente está um pouco hiperemiada, vermelha, mas mesmo assim eu prefiro não usar o antibiótico por enquanto.
MÃE: Olha doutor, eu não volto mais naquele médico, passa antibiótico sem precisar.
MÉDICO: A senhora não deve julgá-lo assim. Eu não disse que ele estava errado, apenas são condutas diferentes. Ele é um bom médico...

MÃE: Mas doutor, afinal, o outro médico está errado ou não?

MÉDICO: Não gostaria de ficar prorrogando esta conversa, porque o meu papel não é julgar o trabalho de outro colega. Sei que ele é um bom profissional e prefiro tratar exclusivamente do problema do seu filho...

Quando estiver numa situação como essa lembre-se de que você poderia também ser o outro colega e certamente não gostaria que fizessem comentários a respeito da sua conduta.

Evidente que o paciente nunca deve ser prejudicado em prol da ética, mas sempre existe uma maneira de nos esquivarmos de situações complicadas, como estas, sem afetar a imagem de um colega de profissão.

O médico recém-formado é o que precisa ter mais cuidado em relação a atitudes éticas, porque ele sai da faculdade com conhecimentos mais modernos, porém com um senso de crítica demasiadamente apurado, e, sem tomar consciência, ele estará acreditando que todas as condutas estão erradas e somente as dele estão certas, manifestando uma grande tendência de criticar a tudo e a todos.

Acima de tudo temos que entender que não devemos julgar atitudes profissionais tomadas por outros colegas, principalmente porque na maioria das situações estamos fazendo um julgamento posterior ao ocorrido, o que é mais fácil, porque já saberemos a evolução final do caso.

Além disso, não podemos desprezar a experiência profissional de médicos mais antigos, porque nem sempre as melhores condutas são as que estão nos livros, o que é difícil de o recém-formado aceitar.

Portanto, preste muita atenção à sua própria postura nos diferentes locais em que trabalha e mesmo nos ambientes sociais que frequenta. Procure transmitir uma imagem de responsabilidade, porém seja simpático, comunicativo e, acima de tudo, trate bem as pessoas que lidam com você, sejam médicos, funcionários ou clientes.

"O mais importante para o homem é crer em si mesmo. Sem esta confiança em seus recursos, em sua inteligência, em sua energia, ninguém alcança o triunfo a que aspira."

William Walker Atkinson

Aprimoramento Pessoal e Profissional

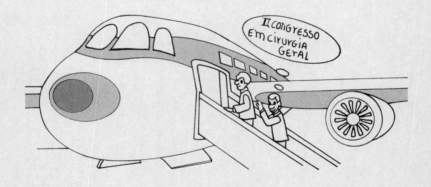

Num mercado competitivo, busque sempre o aprimoramento profissional, sem esquecer o progresso pessoal físico e cultural.

19

Já discutimos a importância de o *médico* buscar sempre o equilíbrio entre a vida profissional e a pessoal/familiar.

O mercado de trabalho para o médico é realmente muito bom, mas ao mesmo tempo é também muito competitivo, e mercados competitivos exigem que os profissionais sejam bons, de preferência muito bons naquilo que fazem.

Além disso, nesta profissão, lida-se com vidas, portanto cada erro pode ser fatal e por isso devemos estar o mais preparados possível para a função que desempenhamos.

A profissão médica exige, independente de uma formação universitária boa, um aprimoramento constante, onde os estágios são de fundamental importância, principalmente aqueles que são realizados em áreas críticas e que lidam com pacientes de alto risco, tais como emergência e terapia intensiva.

Todos os médicos devem estar habilitados a atender um paciente em situação de emergência, portanto todos devem saber efetuar os procedimentos médicos básicos necessários para o suporte de vida, tais como entubação endotraqueal, ressuscitação, punção de veia profunda e outros que possam salvar a vida de um paciente.

Muitos alunos começam precocemente nos estágios. Acreditamos que este tipo de treinamento somente deva ser iniciado quando os alunos já estiverem cursando as cadeiras clínicas da faculdade, o que geralmente ocorre no terceiro ano ou quinto período. Nestas situações, o aprendizado será mais fácil.

Também acreditamos que o aluno deva realizar um estágio de cada vez, para que ele possa ter um bom aprendizado, sem prejudicar o *curriculum* da universidade.

Estágios inferiores a seis meses, em qualquer tipo de serviço, não trazem muito aprendizado, porém também não somos favoráveis a estágios superiores a um ano.

Durante sua formação básica, não deixe de fazer um estágio extracurricular em Emergência e em Terapia Intensiva de adulto ou criança, independente da futura especialidade. Isso ajuda muito o médico a discernir entre pacientes basais e pacientes graves.

Os cursos BLS, ACLS, ATLS e PALS também são muito importantes na formação básica do Médico.

Após a formatura é indispensável um período de treinamento em serviço: a Residência Médica. O aluno não deve abrir mão desta formação complementar, porque na maioria das vezes é quando ele realmente poderá praticar os procedimentos médicos referentes à sua especialidade.

Depois da Residência, o médico deve continuar se aprimorando profissionalmente, participando de pelo menos um congresso por ano, dentro da sua área, além de ter em casa pelo menos um livro de texto de sua especialidade e possuir uma ou duas assinaturas de revistas internacionais desta especialidade.

Atualmente, estão surgindo cursos bem objetivos de atualização nas diferentes especialidades e muitas vezes eles são mais eficientes, em termos práticos, do que muitos congressos.

O livro de texto para consultas, que você deve ter em casa, continua representando uma fonte importante de aprendizado, na medida em que você vê um caso clínico no hospital ou no consultório e depois vai ler sobre aquela patologia no livro de texto.

Independentemente do livro de texto de sua especialidade, achamos que você deva ter também um livro de texto de medicina interna, porque muitos sintomas com os quais os especialistas se deparam são manifestações de doenças sistêmicas.

Na sua especialidade você deve estar sempre familiarizado com as novas tecnologias, portanto se existe alguma propedêutica ou tratamento novo na sua área, familiarize-se com ele, através de um curso, seminário, ou mesmo indo visitar o serviço onde o método está sendo utilizado.

Você não pode dispensar o uso da Internet como facilitador do seu desenvolvimento profissional. É necessário que você tenha um computador, uma linha telefônica e associe-se a um dos vários provedores de acesso, que cada vez estão se tornando menos dispendiosos.

A consulta às livrarias eletrônicas, aos *sites* de pesquisa e aos diferentes *sites* de serviços de saúde, em todo o mundo, permite uma atualização rápida nos assuntos de seu interesse.

Você pode ter acesso às tecnologias dos melhores hospitais dos EUA e da Europa, consultando seus *sites* na Internet e verificando suas rotinas médicas e critérios diagnósticos de várias patologias.

Através do correio eletrônico, você pode interagir com profissionais de sua especialidade em outros países e discutir um caso clínico, por exemplo.

Paralelamente ao aprimoramento profissional, o desenvolvimento pessoal também é fundamental e acreditamos que os dois devam ser igualados em termos de prioridade.

Quando nos referimos ao aprimoramento pessoal, não só incluímos o amadurecimento que iremos adquirir com o passar do tempo, de uma forma passiva em função de nossas experiências pessoais, mas a todos os conhecimentos que procuramos adquirir de uma forma ativa; por isso é importante que os médicos estejam atentos ao que ocorre ao seu redor, para identificar e buscar novas fontes prováveis de experiências pessoais.

É fundamental que se tenha a assinatura de um jornal ou revista de grande circulação, mesmo que você não os leia por inteiro diariamente, mas pelo menos que passe os olhos para saber o que está acontecendo no mundo.

Ainda que esporadicamente, assista a um jornal televisivo ou a um programa de entrevistas.

Procure criar o hábito de ler um pouco sobre assuntos que não sejam da área médica, tais como economia, artes, ciências e outros.

Procure também frequentar ambientes fora da área médica ou manter as amizades antigas de colegas que estão em outras profissões.

As viagens também são excelente fonte de novos conhecimentos e de culturas diferentes.

A leitura é, indiscutivelmente, uma das melhores formas de aprimoramento cultural. Leia tudo que possa e sobre diferentes assuntos. Com o tempo, você vai sentindo prazer nisso e muitas vezes descobre que fatos acontecidos em áreas totalmente distintas da Medicina podem se aplicar exatamente da mesma maneira na sua especialidade.

Não deixe também de aprimorar sua forma física. O exercício não é simplesmente uma opção, é uma necessidade do corpo humano. Faça exercícios pelo menos três vezes por semana e considere esta uma atividade de alta prioridade na sua escala de valores.

Mantenha seu peso dentro dos limites normais, procurando fazer uma alimentação balanceada. Evite comer apressadamente. Mesmo que você esteja cheio de atividades, uma pausa de meia a uma hora para o almoço não vai estragar sua agenda.

Controle seu nível de estresse, não "esquente" sua cabeça com coisas irrelevantes. Lembre-se: a vida é muito mais fácil do que se imagina, nós é que a tornamos complicada.

Não faça tempestade em copo d'água. Aprenda a relaxar e esfriar sua cabeça. Resolva seus problemas de frente, mas não sofra com eles, apenas resolva-os.

Reserve um tempo para você mesmo, curta a natureza, caminhe na praia ou num parque, ande de bicicleta, vá ao cinema sozinho de vez em quando.

Encontre-se com você mesmo, crie seu próprio tempo livre e verá como isto tudo vai contribuir para um aprimoramento pessoal cada vez maior. Acima de tudo goste de você mesmo.

A estabilidade familiar também é fundamental, porém difícil de conseguir se não colocá-la como alta prioridade na sua escala.

Dedique tempo para sua(seu) esposa(o) e filhos. Participe de algumas atividades junto com eles, estude com seus filhos, jogue bola com eles, converse com eles.

Atividades em conjunto, mesmo as mais simples, como jantar em família, assistir televisão e conversar na varanda, facilitam muito o relacionamento familiar.

As crianças valorizam bastante o fato de tomar banho junto com os pais ou deitar na cama juntos para ouvir histórias.

Às vezes não temos ideia de como um simples churrasco feito em casa no final de semana pode aproximar uma família ou de como uma viagem, mesmo pequena, com a presença de todos pode aprimorar as relações.

O segredo do relacionamento dentro e fora de casa é sem dúvida a tolerância. Seja tolerante com as pessoas, respeite seus sentimentos e, acima de tudo, ponha-se no lugar delas para entender por que em determinadas situações estão tão irritadas. Não as condene apenas por isso, simplesmente tolere.

Procure, principalmente, julgar as pessoas pela média de suas atitudes e não apenas por uma atitude isolada que possa tê-lo magoado.

Risque do seu dicionário palavras como inveja, rancor e mágoa e certamente você será muito mais feliz.

A vida é curta, não perca tempo com fatos negativos irrelevantes e aproveite todos os momentos da sua existência vivendo-os plenamente.

Aprimore-se, portanto, com toda garra na sua profissão, mas faça-o também, e com a mesma intensidade, nos aspectos pessoais e familiares.

"Existe um só sucesso:
o de podermos viver a nossa vida
como desejamos."
Christopher Morley

REFLEXÃO

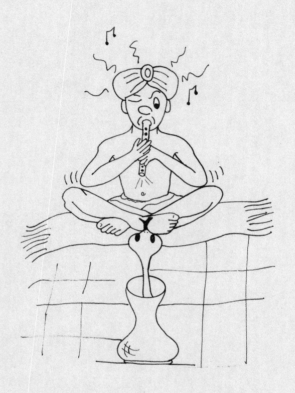

Reflita com frequência,
mas não só reflita,
execute também.

20

A vida do estudante de Medicina não é muito fácil e ele enfrenta alguns dilemas com frequência:

Existem matérias em excesso para estudar e ele gostaria de ir ao cinema com a namorada. O que preferir?

A "galera" convidou para viajar no feriadão, mas a prova de DIP é na segunda-feira, vale a pena perder a viagem?

A *night* promete hoje, mas não dá para chegar atrasado na Pediatria amanhã. Será que alguém poderia assinar minha presença?

Abriu inscrição para um estágio no Pronto-socorro, porém tem que fazer um curso de três dias e depois uma prova, porque são poucas vagas. E acaba sobrando plantão no final de semana. Devo fazer este sacrifício em prol da minha profissão?

Todos dizem que a Suseme é importante, mas pior é quando cai no plantão de sexta-feira à noite. Aceita ou não? Certamente a namorada vai reclamar. Vai deixá-la livre neste dia?

A faculdade está terminando e os pais, amigos e namorada não param de perguntar qual será a especialidade escolhida. Como vai responder se você mesmo ainda não decidiu?

Vale a pena se inscrever no curso preparatório para o provão da Residência Médica?

E nessa confusão toda, ainda aparece o aniversário do avô que não dá para faltar e o churrasco da família, onde tem que marcar presença e ainda escutar: "como ele cresceu... tá quase formado... quem diria, era um menininho outro dia desses... já tá mesmo com jeito de doutor, olha só... desde pequenininho ele dizia que queria ser médico..."

Portanto, a agenda está lotada e se você não aprender a administrar bem o seu tempo, irá ficar estressado com tantos compromissos e responsabilidades.

Faça seu tempo render e já que ele é curto, não o desperdice. Enquanto sua namorada está fazendo as unhas no salão, você poderá ler um capítulo do Cecil.

Além disso, é muito importante que você programe uma parte do seu tempo para o esporte e para o lazer e ainda deixe um tempo livre para você poder refletir.

Isso mesmo, precisamos aproveitar esta característica que somente os seres humanos possuem, que é a capacidade de pensar, de refletir.

Se por um lado existem os sonhadores, que não conseguem executar nada porque passam todo o seu tempo refletindo ou sonhando, por outro vemos que as pessoas não param para refletir.

É o caso do estudante de Medicina que está namorando a colega de turma desde o tempo do pré-vestibular (já há quase seis anos) e em nenhum momento parou para refletir se é aquilo mesmo que está querendo. Às vezes só vai refletir sobre o assunto depois de casar e quando o faz, chega à conclusão de que apenas estava acomodado com a situação. E lá se vai mais um casamento embora.

Suas notas estão ótimas na faculdade, você estuda dia e noite, mas não vai a um cinema faz muito tempo e a namorada o trocou pelo seu melhor amigo, porque você não tinha tempo para se dedicar a ela. Seu peso está aumentando acentuadamente porque abandonou a ginástica e a profissão continua como prioridade única na sua vida. Já parou para refletir?

Se fizer isso, concluirá que não está feliz e de nada adiantam as boas notas na universidade.

Pare, reflita e mude sua vida, organize-a, reveja suas prioridades, você precisa viver, se divertir um pouco mais, sair, espairecer, perder peso; enfim, seja feliz e não se espante porque pode ser que com estas mudanças, seus estudos rendam mais e suas notas ainda aumentem.

Nosso cérebro tem a capacidade de funcionar muito rapidamente e, portanto, pequenos espaços de tempo são suficientes para grandes reflexões; é uma questão de reconhecermos que isto é importante.

O tempo no chuveiro, o engarrafamento do trânsito ou alguns minutos na hora de deitar, por exemplo, são momentos preciosos para se refletir.

A própria reflexão pode ser otimizada para consumir menos tempo, ou seja, ela pode ser dirigida com o objetivo de ser mais proveitosa; assim, devemos ter algumas perguntas já prontas para os momentos de reflexão:

- Como estou na profissão? Satisfeito? Crescendo? Progredindo?
- Como estou comigo mesmo? Feliz?
- Como estou com minha família? Estamos felizes?
- Meus planos de carreira estão indo conforme planejei?
- Meu planejamento pessoal está sendo executado adequadamente?
- Estou satisfeito com os meus relacionamentos?
- Tem alguma coisa "emperrada" na minha vida? Dá para resolvê-la?
- Que posso fazer para melhorar em cada uma destas áreas?

Como o tempo que você criou para poder refletir sobre a própria vida nem sempre é suficiente para isso, aproveite-o para refletir sobre apenas uma das suas atividades: pessoal, profissional ou familiar. Numa outra oportunidade você poderá refletir sobre as outras. Uma abordagem feita por área de atividades pode ser direcionada, através de algumas perguntas simples:

- Estou bem nesta área?
- Estou progredindo nesta área?
- O que preciso mudar nesta área?
- O que posso fazer para melhorar?
- Tenho que tomar alguma decisão nesta área?

Não tenha receio de refletir sobre nenhum aspecto de sua vida, você poderá tirar algumas conclusões importantes. E uma maneira de se encontrar com você mesmo e de aprender a encarar os problemas de frente, sem fugir deles.

Os indivíduos equilibrados caracterizam-se por apresentarem ações pautadas em uma análise criteriosa dos fatos reais. Você somente poderá conhecer realmente os fatos e estudá-los, a ponto de tomar decisões acertadas, se refletir sobre tudo que está acontecendo.

Em algumas situações a reflexão pode mudar sua vida completamente.

Imagine que você é funcionário de um hospital geriátrico, onde, apesar do salário ser ótimo, as condições de trabalho são péssimas, não existem as medicações necessárias para serem administradas aos pacientes, a alimentação dos velhinhos é horrível, a roupa de cama é trocada apenas uma vez por semana, a higiene é imprópria; enfim, a remuneração é o único elemento positivo ali.

Você trabalha nesse hospital há cinco anos e se acomodou com o emprego, talvez porque seu salário seja bom e esteja acima do mercado. Numa situação dessas, quando você parar para refletir chegará a conclusão de que está se corrompendo, não está feliz de continuar nesse ambiente e certamente não aceitaria que um parente seu estivesse nesse lugar. A reflexão irá ajudá-lo a tomar a decisão de abandonar esse emprego, independente do fato de a remuneração ser boa.

Não se deixe envolver pelo furacão da vida. Pare, reflita e tome decisões com tranquilidade. Suas chances de acertar serão maiores.

> "Certos homens trabalham com sua mente;
> outros, com seus músculos.
> Aqueles que trabalham com sua mente
> governam os que trabalham com seus músculos."
> Mencius

Ambição

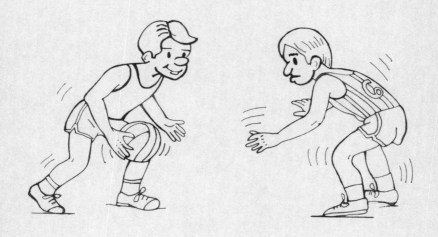

Ser o primeiro nem sempre é o mais importante, mas procure estar no time dos melhores. Pense grande.

21

uando optou por Medicina, você escolheu uma grande profissão. Continue pensando grande.

Seja ambicioso, isto não é pecado. Deseje ser um grande médico e faça por onde, aprimore-se.

Deseje também ser um grande ser humano e desenvolva seu lado pessoal.

Muitas pessoas apresentam uma autoestima bastante baixa, não confiam nelas mesmas, acham que não são capazes de desempenhar um bom trabalho como médicas, sentem-se inseguras, não sonham, não almejam subir de padrão de vida.

Você gostaria de ser tratado por um médico que demonstrasse insegurança como profissional ou mesmo como pessoa? Claro que não.

Para que você tenha sucesso profissional e pessoal é fundamental que sua ambição seja desenvolvida, mas para isso você precisa estimular sua autoestima.

Sem isso, será difícil realizar todo seu potencial, porque você estará sempre acreditando que tudo vai dar errado nas suas atividades cotidianas.

Talvez esta baixa autoestima venha de situações anteriores em sua vida, tais como insegurança transmitida por seus pais, ou mesmo humilhações sofridas, mas isso não significa que você não possa reagir e acreditar mais em você mesmo.

Você pode começar a se enxergar de uma forma mais positiva. Lembre que superou milhares de outras pessoas num exame vestibular, para a carreira de maior prestígio entre todas. Só isso já deveria ser suficiente para melhorar sua autoestima.

Depois, na universidade, você se superou para entrar num anatômico e lidar com cadáveres, dissecações, provas e seminários de anatomia.

Continuou sua trajetória vitoriosa quando ultrapassou cadeiras como bioquímica, biofísica, histologia, fisiologia e embriologia.

Comportou-se como um gigante para vencer a farmacologia.

Foi ficando cada vez mais forte ao passar pela semiologia, medicina interna, gastro, pneumo, cardio, hemato, cirurgia, otorrino, oftalmo, ginecologia, dermato, neuro e ortopedia.

Sobreviveu às exigências da DIP e da Pediatria. Passou por momentos difíceis na emergência e na terapia intensiva.

Encarou com vigor os atendimentos da Suseme.

E ainda suportou por muitos anos a vaidade de pessoas, que fariam qualquer coisa para derrubá-lo.

Responda com sinceridade: um fraco conseguiria sobreviver a tudo isso?

Evidentemente, não.

Portanto, você tem tudo para acreditar em si mesmo, no seu potencial e ser um vencedor.

Ao longo da sua vida, você vem enfrentando muitas batalhas e conseguindo vencer praticamente todas elas.

Continue assim. Entre sempre para ganhar. Seja ambicioso, pense grande, muito grande e persiga a vitória cada vez mais. Seja um vencedor.

Não se preocupe em brigar sempre pela primeira posição, mas faça questão de estar no time de cima. Exerça sua especialidade no nível dos melhores especialistas desta área, não se deixe ficar ultrapassado, independente da sua idade e do tempo de formado.

Queira sempre melhorar, tanto do ponto de vista cientifico quanto do pessoal e mesmo do ponto de vista financeiro.

Valorize o que você tem, que seja pouco ou muito no momento, mas queira sempre mais, queira sempre crescer.

Isto não significa ser ganancioso a ponto de atropelar as pessoas para subir na vida. Olhe para você mesmo mais do que para os outros, mas também esteja alerta em relação aos seus concorrentes.

Muitas faculdades de Medicina estimulam demasiadamente a competição entre colegas de uma mesma classe. Isso não é bom. A concorrência é saudável, mas deveria ser feita da turma para fora e não para dentro. Os alunos poderiam ser mais unidos, ajudarem-se mutuamente e torcerem pelo sucesso uns dos outros.

Esta atitude não somente cria inimizades, algumas disfarçadas, como também provoca em alguns um sentimento de inferioridade quando suas notas não estão entre as melhores da turma e isto prejudica a autoestima.

Entenda que na Faculdade de Medicina todos são "feras" e não se desvalorize se você não tem as melhores notas da turma.

Imagine que você não teria nenhum sentimento de inferioridade se tivesse competido com Einstein e ficado em segundo lugar.

Não tenha inveja dos colegas que tiveram notas melhores que as suas, fique feliz por eles e faça força para alcançá-los.

Construa sua própria carreira, mas entre para valer e queira ter uma grande carreira.

Faça isso com consciência e não no desespero. Procure andar sempre para frente, mas não se incomode se, em algum momento, tiver que dar um passo atrás para depois dar muitos outros para frente.

Acima de tudo seja ambicioso, seja grandioso. Se você pode lutar por um apartamento maior, por que se acomodar e ficar sempre morando numa kitchenette?

Se pode reivindicar salários melhores, porque é dedicado e competente, faça-o. Porém, todas as suas reivindicações e lutas pelo crescimento podem ser tranquilas. Perder a tranquilidade é dificultar as coisas desnecessariamente.

Se, por exemplo, você acha que poderia receber mais pelo seu trabalho no hospital, arme-se de argumentos técnicos, científicos, de comportamento e dedicação e solicite o aumento de salário. Se o patrão não puder ou não quiser, não se desespere, mantenha temporariamente seu emprego e procure por outro melhor, arme sua retirada com tranquilidade. Não faça arruaça, sempre é bom deixar as portas abertas.

Portanto, pensar grande e ser ambicioso é uma das chaves do sucesso profissional.

"O fim da ambição é como o horizonte: recua à medida que avançamos."

Beauchène

ATITUDES POSITIVAS

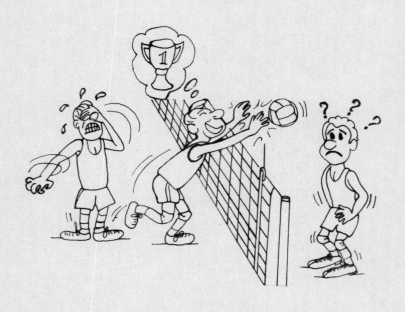

Avalie bem as oportunidades,
mas quando decidir,
entre para ganhar.

22

Nenhuma profissão necessita de mais otimismo que a Medicina, isso porque diariamente nos deparamos com situações críticas, nas quais precisamos manter a esperança e encarar os fatos de uma forma muito positiva.

Se um paciente vai a um consultório, queixando-se de tosse e o médico lhe diz: "o Sr. está mal, que tosse horrível.., precisamos fazer uma radiografia, porque isso pode ser uma pneumonia, ou quem sabe uma tuberculose...", este paciente ficará desesperado.

O médico não deveria assustá-lo tanto antes de ter o diagnóstico, poderia ser mais otimista e dizer: "vamos fazer uma radiografia, é provável que não seja nada importante.

A mensagem de pessimismo que muitos médicos transmitem a seus pacientes ou familiares, nem sempre é verbal. Quando o doente está deitado na maca do setor de emergência e o profissional aproxima-se e demonstra apreensão ou manifesta uma expressão de que está horrorizado, o paciente imagina imediatamente que seu caso é grave e que sua vida está em perigo, o que nem sempre é verdade.

No entanto, se o médico chega com a fisionomia tranquila e demonstra segurança, o paciente e a família ficam logo esperançosos.

É comum no ambiente hospitalar, os médicos e outros profissionais de saúde fazerem comentários entre si, sem tomar consciência de que o paciente e seus familiares estão absolutamente atentos a tudo que se comenta naquele local.

Nestas ocasiões não se pode deixar escapar comentários negativos, como: "ferrou..., morreu? ...parou? ..afundou, é? ... eu não devia ter pego este plantão... toda semana tem um óbito aqui, não aguento mais... droga, este saturímetro não está funcionando...".

É melhor que você não faça comentários nas situações de emergência, ou simplesmente diga: "vamos agir, pessoal...".

A todo momento o médico necessita estar transmitindo mensagens positivas para sua clientela e será difícil fazer isso se ele não for um profissional otimista por natureza.

Quando estamos diante de um paciente grave, num atendimento em via pública ou mesmo numa emergência ou num CTI, não podemos "jogar a toalha", porque muitas vezes somos surpreendidos com pacientes rotulados como sem chance de sobreviver e que evoluem com recuperação total.

Nestas situações, o próprio paciente e sua família estão esperando receber uma palavra de esperança, e mesmo que ele esteja extremamente grave devemos sempre passar uma mensagem positiva de que lutaremos até o fim e que provavelmente a decisão não estará somente em nossas mãos, porque o organismo do próprio paciente precisa nos ajudar.

Embora favoráveis a que o médico seja absolutamente sincero com seus pacientes ou familiares, não achamos que, em nenhuma hipótese, o médico tenha o direito de tirar todas as esperanças de seus clientes ou familiares.

Mesmo num caso de morte cerebral, se a família acredita em milagre — não precisamos ridicularizar esta posição —, devemos ter paciência porque as coisas se resolverão por si mesmas.

A mesma atitude positiva e de otimismo os médicos devem ter, quando se tratar de sua carreira profissional, de dar passos adiante e lutar por um desenvolvimento maior.

O médico deve analisar todas as novas oportunidades que aparecem na sua carreira, embora muitas destas sejam descartadas após uma avaliação criteriosa.

Quando ele decidir que aceitará alguma, deve investir profundamente nela, dar tudo de si e, principalmente, acreditar que tudo vai dar certo.

Até que ponto o pensamento positivo pode atrair o sucesso não nos cabe discutir, já que este não é um livro de autoajuda, mas certamente parece haver algum tipo de influência. De qualquer modo, não é racional o médico iniciar qualquer tipo de atividade acreditando que não vai dar certo, principalmente porque a situação já foi analisada sob vários aspectos, como marketing e finanças.

Se você está questionando o sucesso de um empreendimento, é preferível refletir um pouco mais antes de iniciá-lo, porém quando o fizer, entre "para rachar". Vá com fé.

Quando você vai a um hospital para solicitar um estágio e resolve falar com o Diretor, porque na secretaria lhe disseram que as inscrições estão fechadas, entre na sala dele com a convicção de que irá conseguir.

Será que as chances aumentam quando você está pensando positivamente? Certamente que sim, talvez não pelo simples fato de estar pensando de forma otimista, mas também porque a segurança que você estará transmitindo será maior e as pessoas sempre se influenciam pelas atitudes de firmeza.

Além disso, se você entra com a certeza de que conseguirá o estágio, terá maior facilidade de insistir depois da primeira resposta negativa, e, com isso, suas possibilidades aumentarão.

Se você vai realizar uma punção de subclávia num paciente, está inseguro e não acredita que conseguirá, provavelmente ficará mais ansioso, e na primeira tentativa negativa desistirá imediatamente e pensará: "eu sabia que não ia dar certo...". No entanto, se você vai com fé e acredita que dará certo, lembrará da técnica com mais facilidade, suas mãos tremerão menos e acabará realizando a punção com sucesso. Experimente.

Algumas pessoas são terrivelmente pessimistas. Saem de casa para comprar o jornal pensando: "Será que a banca estará aberta? E provável que não haja mais jornal."

Quando vão a um cinema, acham sempre que os ingressos estarão esgotados ou se compram um bilhete de loteria, dizem: "vou comprar por comprar, não tenho sorte... , ou não quero nem ir ao futebol, sei que meu time vai perder...".

Não tenha este tipo de comportamento. Pense positivamente e não entre nas disputas para perder, acredite na sua sorte e ela provavelmente virá, nem que seja porque você a perseguiu com obstinação.

Assuma atitudes, como:

...vou gabaritar esta prova...

...estou com fé que este bilhete será premiado...

...acho que vou conseguir estacionamento fácil no centro da cidade...

...meu consultório será um sucesso...

...vou passar na prova de Residência...

É claro que você pode ajudar um pouco o seu anjo da guarda, não esperando que tudo caia do céu.

Estudando para a prova, a chance de ter sorte e gabaritar vai ser maior.

Se for para a cidade fora do horário de *rush* a sorte de achar estacionamento virá mais fácil.

Se seguir as sugestões deste livro, terá mais sorte no consultório...

Portanto, seja otimista, tanto na sua vida pessoal quanto na profissional e a "sorte" o acompanhará sempre.

E como manter este otimismo, quando tudo está dando errado? O que fazer?

Em primeiro lugar, nunca se desespere. Depois, nunca se entregue sem lutar. A nossa profissão não permite isso.

Imagine você de plantão numa UTI: um dos pacientes faz hipotensão severa, o outro precisa ser entubado de emergência e um terceiro faz uma parada cardíaca. Tudo ao mesmo tempo. Você não pode se desesperar e simplesmente abandonar o plantão, ir para casa chorar e desistir da profissão.

Você necessita manter a tranquilidade e tirar deste momento negativo forças que o motivem a lutar ainda mais para superar a situação. Na maioria das vezes você irá conseguir.

O médico não deve ficar deprimido com circunstâncias profissionais ou pessoais, e mesmo nos momentos de tristeza ele deve procurar buscar energia interior para lutar e sair vitorioso.

O raciocínio é simples: se as coisas estão boas, ótimo... vamos procurar mantê-las boas e não há por que se preocupar.

E se as coisas estão ruins, vamos lutar para melhorá-las e certamente conseguiremos.

Você perdeu alguma batalha? Pense: "Infelizmente não deu, mas vou tirar forças desta derrota para ganhar as próximas."

Lembre-se, desesperar nunca. Lutar sempre. Entregar-se, jamais.

A atitude positiva e a vontade de vencer faz com que as pessoas se superem.

Você não superou todas as dificuldades da Faculdade de Medicina, para poder se graduar?

Lembre quantas vezes foi preciso superar a timidez para apresentar um seminário.

Quantas pessoas superam suas capacidades físicas para correrem uma maratona?

Veja quantos times de futebol, considerados de segunda categoria, conseguem derrotar equipes mais fortes na motivação e na garra.

Pense grande, pense positivamente e seja um vencedor.

"O pessimista vê a dificuldade
em qualquer oportunidade.
O otimista vê a oportunidade
em qualquer dificuldade."
L.P. Jacks

INSISTÊNCIA

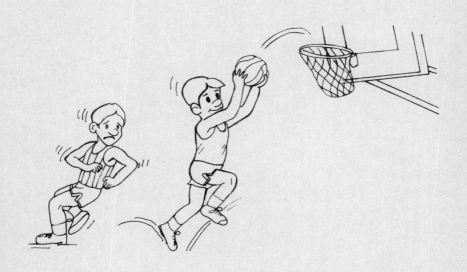

Água mole em pedra dura...
Seja muito insistente e
verá o retorno.

23

Já vimos como é importante para se obter sucesso que o médico seja ambicioso e otimista.

Na nossa profissão, tanto do ponto de vista técnico quanto do de desenvolvimento da carreira, muitas vezes necessitamos ser, acima de tudo, insistentes.

Não podemos desistir facilmente de nossos objetivos, simplesmente porque, muitas vezes, eles são difíceis de ser atingidos.

Você deve ser insistente se estiver de plantão na emergência atendendo a um paciente com hipotensão arterial refratária à medicação tradicional ou se estiver com dificuldades para equilibrar um diabético com cetoacidose. Não desista, insista, que você acabará conseguindo, mesmo que tenha de pedir ajuda a algum colega mais experiente.

O paciente está em coma profundo no CTI, após um politraumatismo, e toda a equipe, desanimada com a evolução do caso. Apesar do eletroencefalograma mostrar alguma atividade cerebral, todos acreditam que as chances são muito remotas ou quase nulas e você é o único que insiste, mantém a esperança, continua lutando e quando o paciente consegue sobreviver e sair do coma, você foi o grande vitorioso, sua insistência foi a vencedora.

Até nos pequenos atos diários, a insistência poderá ajudar. Imagine você tentando um acesso venoso na enfermaria de Pediatria. A criança está desidratada, as veias são difíceis de acessar e você não está conseguindo. Chamará logo o cirurgião para uma dissecção? Se fizer isso estará prejudicando a criança. Procure se tranquilizar e tente novamente. Não consegue nos pés, nem nas mãos, muito menos nos braços, até que consegue um acesso na região cefálica. Sua insistência foi importante para o sucesso do tratamento.

A insistência é fundamental não apenas na área técnica, mas também no desenvolvimento profissional.

Se você, por exemplo, está tentando conseguir um convênio no consultório, entrega seu *curriculum* e alguém lhe diz que os credenciamentos estão fechados, não desanime.

Insista sempre, volte lá outras vezes, telefone com frequência, procure mais algum contato na diretoria do convênio, mas não desista, aprenda a perseguir seus objetivos.

Não se incomode de passar por "chato" em algumas ou em muitas situações. Se você não lutar pelo que quer, quem vai fazer isso por você?

Lembre que a oportunidade que faltava para a direção do convênio mudar de opinião pode ser sua insistência.

Imagine aquela menina da turma que você vem "azarando" há anos e que nunca ficou com você. Só desista dela depois de muito insistir e quando tiver absoluta certeza de que ela realmente não quer nada com você. Sua insistência pode propiciar a chance que ela queria de voltar atrás e aceitar sua proposta.

O mundo dos vencedores está cheio de insistentes.

Você quer fazer estágio no melhor serviço da sua especialidade e foi lá para solicitar esta oportunidade, que será muito importante na sua carreira. Recebeu a notícia de que, no momento, não estão aceitando estagiários. Desiste e volta para casa?

Não! Peça para falar com o diretor do serviço e diga a ele o quanto é importante para você aquele estágio e que, apesar das inscrições estarem fechadas, você gostaria muito de conseguir e que isso era tudo que você queria no momento.

Não funcionou? Vai desistir? Não! Volte lá na próxima semana e tente de novo: "Sr. Diretor, preciso da sua ajuda... Eu tenho que conseguir este estágio... Preciso muito dele... O senhor também foi estudante... Sabe o quanto este estágio será importante para mim." ...Me ajuda aí Sr.Diretor...

Ainda não deu certo? Desiste? Não! Volte lá na outra semana e tente novamente.

Você vai acabar conseguindo e sentirá aquele prazer enorme que somente uma vitória difícil propicia.

Os diretores e empresários gostam de pessoas determinadas, porque, de um modo geral, eles também são assim e portanto identificam-se com este tipo de personalidade.

O médico jovem transmite uma certa sensação de fragilidade que, de alguma forma, comove as pessoas mais adultas. Elas, inconscientemente, o veem como filho e ficam muito sensibilizadas quando você diz: "Me ajuda, preciso muito deste estágio...".

Porém, não fique impressionado se, numa situação destas, alguém ficar irritado com sua insistência e expulsá-lo da sala. Você não estará ganhando, mas também não perde nada com a irritação da outra pessoa.

Simplesmente, deixe-a "esfriar" e posteriormente volte à carga.

Não desista facilmente dos seus objetivos profissionais. Se você pretende fazer Residência Médica em Endocrinologia e não foi aprovado no concurso, não desista da especialidade fugindo para a Medicina Social, porque o número de vagas é maior.

Insista, arranje alguma ocupação, como um plantão, para este ano e tente novamente para Endocrinologia no próximo concurso. Ainda não deu??

Insista, consiga um estágio por enquanto e tente mais uma vez no ano seguinte, ainda para a mesma especialidade.

Você deve ser insistente, apenas na busca de coisas para as quais se sinta capacitado. Não seja inocente a ponto de acreditar que o fato de ter conseguido uma vaga em algum lugar, através da insistência, será suficiente para que desempenhe com sucesso as tarefas daquele cargo.

Mas, a insistência tem limites? Obviamente que sim, no entanto eles são difíceis de ser demarcados, portanto não fique preocupado se alguém o considerar "chato", porque está insistindo por algo que deseja muito. A definição do ponto exato onde termina a insistência e começa a "chatice" é subjetiva e varia dependendo da situação.

E na vida pessoal, devemos também ser insistentes? Acreditamos que sim, porém com menor intensidade, porque quando você ultrapassa o limite da insistência e passa a tornar-se "chato", estará arriscando-se a afastar do seu convívio pessoas que gostaria de ter como amigas.

É muito importante que você desenvolva um sentimento crítico, para entender que não deve continuar tentando algo quando a outra pessoa manifestou claramente o sentimento de que está sendo incomodada.

Você não precisa se preocupar se o chefe do serviço, onde quer conseguir um estágio, fica incomodado com a sua insistência, não é seu amigo e não faz muita diferença se ele terá ou não uma boa impressão sua, seu objetivo é apenas o estágio.

Se não insistir, não conseguirá porque as inscrições estavam fechadas. Se insistir, poderá também não conseguir, o que não é diferente da situação anterior, mas muitas vezes poderá obter o estágio, e neste caso foi válido ter insistido.

Porém, no relacionamento pessoal, certamente você se preocupará mais com os sentimentos de outras pessoas e portanto sua insistência será menor do que nos relacionamentos profissionais.

Mesmo nos aspectos pessoais, acreditamos que você deva ser um pouco mais insistente do que a maioria e não deva desistir daquilo que pretende, com muita facilidade.

Se você vai a uma festa sozinho(a) e pretende sair acompanhado(a), certamente terá que "chegar" em alguém. Tentou a primeira vez, não conseguiu... tentou a segunda, também não obteve sucesso... Fica deprimido(a) e vai embora da festa?

Claro que não. Tente a terceira, a quarta, a quinta... até que na décima acaba conseguindo. Valeu a Insistência? Ou voltaria para casa frustrado(a)?

Na esfera das relações pessoais, tente apenas algumas vezes, de preferência usando estratégias diferentes, mas se está muito difícil, não seja "chato" e também não perca tempo, mude o foco do seu objetivo, ou seja, tente com outra pessoa.

Portanto, tenha seus objetivos bem definidos, saiba o que realmente quer e lute para consegui-lo, mas se estiver difícil, lembre-se: "insistir" pode ser a solução.

"Sendo a vez, sendo a hora, entende, atente, toma tento, avança, peleja e faz." (Guimarães Rosa)

"Pequenos golpes derrubam carvalhos gigantes."
Benjamin Franklin

Inovação

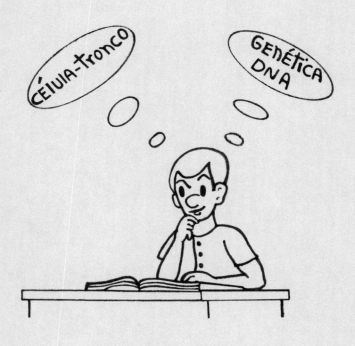

A inovação é um dos grandes segredos para o sucesso. Mas lembre-se de que a inovação somente aparece depois de uma fase de aquisição de conhecimentos.

24

Um fator muito importante no sucesso profissional e no desenvolvimento da carreira é a capacidade de inovação.

Do ponto de vista mercadológico, você deve pensar sempre em fazer as coisas de forma diferente da tradicional. Evite seguir os passos que são trilhados por todos, sem mesmo estar refletindo se aqueles são os melhores caminhos a percorrer.

Qualquer que seja sua área ou especialidade sempre haverá espaço para inovação.

Observe como trabalham os especialistas e como funcionam os serviços da sua área, analise-os detalhadamente, identifique as possíveis necessidades do setor e então tente criar um serviço que se diferencie dos padrões normais daquele mercado. Faça diferente, mas faça melhor, inove e o sucesso será uma simples consequência do seu trabalho.

O *insight*, ideia brilhante que surge subitamente, exige sempre uma base de conhecimentos prévios. A inovação não vem do nada, como algumas pessoas imaginam, é sempre consequência de muita reflexão em cima de conhecimentos anteriores sobre o assunto e de uma grande vontade de encontrar alguma maneira diferente de realizar as coisas naquela área.

As inovações podem ser pequenas ou grandes. O importante é que você tente inovar sempre, porque este será o seu diferencial.

O desenvolvimento da área de prestação de serviços no Brasil é atualmente muito grande, o que representa excelente oportunidade de novos negócios. A Medicina está incluída entre os grupos de atividades com maiores perspectivas de crescimento de serviços inovadores, portanto os médicos devem estar alertas a essas possibilidades.

Uma das grandes tendências deve ser o aparecimento de serviços médicos domiciliares, fato que já é comum em outras áreas como supermercados, farmácias, padarias, pizzarias, restaurantes, bancos e locação de vídeos.

Em poucos anos deveremos ter, praticamente todos os tipos de serviços médicos em domicílio, tais como:

clínica médica, pediatria e puericultura, emergências, radiologia, ultrassonografia, ecocardiografia, eletrocardiografia, eletroencefalografia, *check-up*, patologia clínica, além da denominada internação domiciliar *(home care)*, sistema que já funciona em diversas cidades.

Alguns exemplos simples de como exercer sua especialidade, de maneira diferente:

Um pediatra pode inovar no seu consultório distribuindo folhetos educativos sobre a prevenção de acidentes em cada faixa etária. É simples, mas é uma inovação, porque os pediatras não fazem isso habitualmente. Você estará sendo diferente.

Uma recreadora na sala de espera de um consultório pediátrico de grande movimento pode ser uma novidade interessante.

Um serviço de radiologia pode se diferenciar por fazer exames em domicílio, ou por ter um sistema próprio de transporte que busque em casa os pacientes que realizarão exames especiais e os retornem posteriormente.

Em uma cidade com grandes dificuldades de estacionamento, este poderá ser um excelente diferencial, mesmo que o serviço não seja gratuito.

Um alergista, antes de iniciar um tratamento com vacinas dessensibilizantes em uma criança asmática, pode inovar fazendo uma visita médica domiciliar gratuita para orientar a família sobre o controle ambiental de poeira e de ácaros. Esta inovação vai passar de boca em boca, aumentando rapidamente sua clientela.

Um obstetra pode, na primeira consulta pré-natal, oferecer à gestante um folheto com orientações sobre os principais sintomas da gravidez e como evitá-los ou contorná-los.

Este informativo poderá conter ainda uma relação com sugestões de nomes para o futuro bebê. Ela ficará muito satisfeita e divulgará o fato entre suas amigas e vizinhas.

Outra inovação em obstetrícia pode ser a criação de um serviço de parto domiciliar ou a criação de um curso para gestantes no próprio consultório.

Um cardiologista pode inovar com um programa de "*check-up*" em escritórios", destinado a executivos que não disponham de tempo para ir ao consultório.

Um psicanalista talvez pudesse inovar, fornecendo aos seu clientes atendimento de emergência pela Internet com uma câmera e um *software* tipo *"See you, see me..."*.

Uma clínica geriátrica pode criar um sistema onde todos os seus clientes ambulatoriais disponham de um celular que receberá um torpedo (SMS) automático avisando que está no horário de tomar sua medicação.

Alguns exemplos de serviços inovadores mais complexos:

— *Clínica Dermatológica da Mulher* — oferecendo consultas clínicas, pequenas cirurgias plásticas, tratamento cosmético, mesoterapia, fitoterapia e alguns diferenciais como salão de chá, massoterapia, sala de música relaxante, biblioteca e cafeteria.

— *Instituto da Acne* — incluindo tratamento completo da acne: consultas clínicas, psicoterapia, limpeza de pele, formação de grupos de adolescentes, sala de informática e loja de sucos.

— *Creche da Terceira Idade* — com acompanhamento geriátrico, salão de carteado, sinuca, biblioteca, recreadora, aulas de dança, sala de vídeos, sala de exercícios e grupo de teatro.

— *Clínica do Bebê* — oferecendo atendimento pediátrico, atendimento domiciliar, vacinações, nebulizações, criação de *sites* da criança na Internet, videoteca educativa, lojinha de produtos infantis, cursos para gestantes, treinamento de babás, aulas de primeiros socorros para pais e cursos para atendentes de creches.

— *Clínica do Joelho* — com consultas ortopédicas, fisiatria, fisioterapia, radiologia, artroscopia e ressonância nuclear magnética.

— *Núcleo de Medicina Desportiva* — incluindo consultas de ortopedia, fisiatria, fisioterapia, condicionamento físico de atletas, avaliação clínica prévenda de jogadores, organização de departamentos médicos de clubes e atendimento médico durante partidas de futebol.

— *Centro Cardiológico* — com consultas de cardiologia, teste de esforço, *Holter*, eletrocardiografia, ecocardiografia, palestras sobre hipertensão arterial, hipercolesterolemia e atividades físicas, recuperação funcional de infartados, cursos de controle de estresse, psicoterapia, orientação alimentar e atendimento domiciliar de emergência.

— *Medicina Escolar* — oferecendo atendimento médico em escolas e creches, cursos de primeiros socorros e prevenção de acidentes para alunos e professores, palestras educativas, seguro de acidentes nas escolas, imunizações e avaliações fisiátricas, auditivas e oftalmológicas.

— *Clínica do Diabetes* — incluindo consultas endocrinológicas, orientação alimentar, treinamento do uso da insulina, avaliação cardiovascular e oftalmológica, palestras para familiares sobre primeiros socorros em diabéticos, psicoterapia e cafeteria com produtos dietéticos.

Portanto, existem muitas maneiras de sermos criativos em qualquer especialidade, tanto com inovações de pequeno porte, quanto de grande porte.

O importante é que o médico entenda que inovar é sempre uma grande estratégia.

Naturalmente, as inovações que você idealizou devem ser analisadas criteriosamente antes de serem colocadas em prática, porque nem sempre uma ideia aparentemente brilhante será viável do ponto de vista operacional, econômico e de lucratividade.

Procure verificar se algum produto semelhante existe no mercado ou se já houve alguma tentativa anterior de implantação de serviço com as mesmas características.

Pense em criar serviços novos e diferenciados, porém inove também naqueles já existentes, porque muitas vezes seu sucesso não depende somente do que vai realizar, mas sim da maneira como vai fazê-lo.

*"O homem normal não transforma o mundo: aceita-o.
O homem de gênio impõe a forma de seu espírito à
matéria e domina as resistências."*
André Maurois

Definição de Objetivos

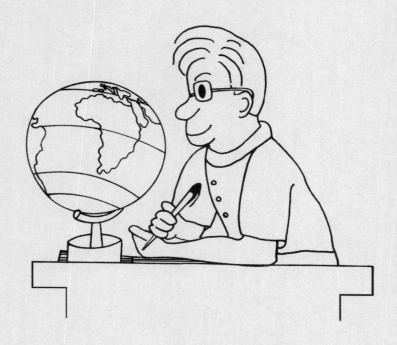

Antes de escolher o caminho é preciso saber para onde você que ir. Defina seus objetivos.

25

Já dissemos que o planejamento da carreira é fundamental para um bom desenvolvimento profissional dentro da Medicina.

Qualquer planejamento é sempre feito em cima de dados existentes, por isso é muito importante que o médico aprenda a criar suas próprias estatísticas e a ter o controle total do seu trabalho.

Não somente a partir de dados existentes, mas também baseado em uma análise do possível cenário atual e das tendências do mercado de sua especialidade, o médico pode, então, fazer seus planos.

E dentro do planejamento estratégico é fundamental que os objetivos a serem alcançados sejam bem definidos.

Os objetivos serão em seguida especificados com detalhes, transformando-se em metas, que devem ser representadas sob forma numérica, para que posteriormente possamos verificar se elas foram realmente atingidas.

A partir da estipulação das metas, finalmente traçaremos as estratégias a serem utilizadas para que possamos cumprir nossas metas e atingir nossos objetivos.

Devemos também criar um sistema de acompanhamento dos resultados *(feedback)*, que nos permitirá modificar nossas estratégias ou até mesmo nossos objetivos e metas.

A cultura do médico não é a de registrar os fatos numericamente, portanto poucos profissionais sabem quantos atendimentos fazem mensalmente no consultório ou quantas cirurgias realizaram nos anos anteriores. Eles nem conseguem saber o quanto sua clientela está aumentando, sendo comum trabalharem anos seguidos sem nunca terem pensado em objetivos, metas e estratégias.

Quando não temos nossos objetivos bem delineados, fica muito difícil traçar os caminhos a serem trilhados, talvez por isso uma grande parte dos médicos administre sua carreira de uma forma desordenada, já que não define objetivos, metas e estratégias.

Sugestão para um planejamento simplificado:

1. Registre seus dados: número de consultas, número de cirurgias, procedimentos, salários recebidos.
2. Faça este registro mês a mês.
3. Analise seus números e tente entendê-los.
4. Identifique a tendência normal destes números.
5. Tente conhecer a tendência do mercado de sua especialidade e da medicina em geral. A leitura de revistas de informação e participação em seminários administrativos podem ajudar.
6. Baseado nos dados anteriores defina objetivos numéricos, por exemplo: aumentar em 30% o número de consultas mensais num prazo de seis meses e dobrar a quantidade de cirurgias por mês num prazo de um ano.
7. Defina algumas estratégias para que você possa atingir estes objetivos, tais como a divulgação do consultório através de palestras em clubes e igrejas ou anúncios em jornais internos de convênios.
8. Continue monitorando os números para analisar os resultados das suas estratégias.

9. Caso os resultados não estejam correspondendo ao esperado, intensifique ou mesmo modifique suas estratégias.

É muito importante que seus objetivos sejam adequadamente definidos. Procure não superdimensioná-los, porque certamente você não os atingirá, mas também tente não definir objetivos muito subdimensionados, porque eles serão facilmente atingidos, porém sem representar aprimoramento do seu negócio.

Você iniciou seu consultório de Pediatria e desenvolveu o mapa a seguir para controlar as suas atividades:

Procedimentos	Janeiro		Fevereiro............		
Dezembro	Média				
Consultas					120
Visitas hospitalares					30
Consultas de 1ª vez					20
Consultas de seguimento					100
Vacinas					35
Nebulizações					18
Salas de parto					10

Depois de uma análise dos números encontrados, você define como objetivo geral aumentar seu movimento de consultório no próximo ano e estipula as seguintes metas:

- Consultas mensais: 160
- Visitas hospitalares: 60
- Consultas de 1ª vez: 40

- Consultas de seguimento: 120
- Vacinas: 70
- Nebulizações: 24
- Salas de parto: 20

Para atingir estas metas você deverá traçar algumas estratégias:

1. Criar um curso gratuito para grávidas no próprio consultório. A divulgação será feita por anúncios no jornal do bairro, contatos pessoais com alguns obstetras e lojas de produtos para gestantes e bebês. A programação incluirá palestras feitas por obstetras, anestesistas e por você, como pediatra, e serão abordados assuntos como sintomas comuns à gestação, dieta, respiração durante o trabalho de parto, controle da dor, enxoval do bebê e o quarto do neném. Sua expectativa é que isso aumente o número de atendimentos em salas de parto e, consequentemente, a quantidade de consultas de primeira vez.

2. Realizar palestras no clube e na igreja da região sobre assuntos de interesse comunitário, tais como: prevenção de acidentes infantis, primeiros socorros em Pediatria, nutrição do lactente, imunizações e saúde do adolescente. Isso tenderá a aumentar o número de novos clientes.

3. Enviar *e-mails* de aniversário e boletins informativos sobre prevenção de acidentes na infância para todas as crianças cadastradas no consultório. Provavelmente esta estratégia fará crescer as consultas de seguimento.

4. Preparar cartazes com o calendário de vacinações e informativos sobre a importância da prevenção das doenças através das vacinas.

Estas estratégias simples poderão permitir que você alcance os objetivos previamente definidos. Acompanhe os resultados nos meses subsequentes e incremente ou modifique suas estratégias de acordo com os números encontrados.

Esta é a maneira correta, organizada e profissional de administrar o seu negócio, não importando se ele é um simples consultório, uma clínica ou um grande hospital.

Portanto, crie uma forma de apurar seus dados, analise-os, planeje, implemente seus planos, controle os resultados e modifique seu planejamento se necessário. Agindo sempre dessa maneira, suas chances de sucesso profissional serão grandes.

No desempenho das suas atribuições como médico, você estará muito ocupado e acreditará nunca ter tempo para conhecer seus números profissionais e conseguir fazer algum planejamento estratégico em função deles. Não é verdade, a partir do momento que coloque isso como grande prioridade, você "fabricará" o tempo necessário.

Crie o hábito saudável e produtivo de acompanhar sempre os resultados e trabalhar com objetivos bem definidos. Faça isso tanto na sua vida profissional, quanto pessoal e verá que seu desenvolvimento será muito maior.

"O mundo se detém para deixar passar o homem que sabe aonde vai."
David Starr Jordan

Dez Sugestões para o Sucesso Profissional

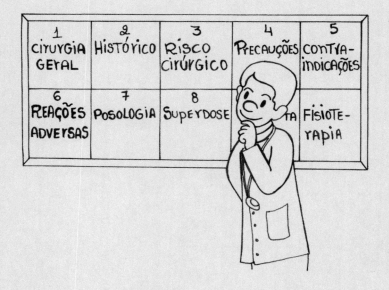

Para lembrar sempre...

26

1. Marque data para escolher sua especialidade. Escolheu? Não olhe mais para trás. Sucesso.

2. Seja bom naquilo que faz. Invista na sua formação.

3. Não lute sempre pelo primeiro lugar, mas faça questão de estar no primeiro time.

4. Acredite sempre em você, mas seja discreto e não se vanglorie. Faça seu marketing pessoal.

5. Defina seus objetivos e planeje como atingi-los.

6. Procure ter bom relacionamento com superiores, inferiores, pacientes e colegas de trabalho.

7. Administre seu tempo e reflita sempre que possa.

8. Esteja alerta ao mundo ao seu redor.

9. Inove e pense grande.

10. Equilibre sua vida pessoal com a profissional.

Progressão Profissional e Pessoal

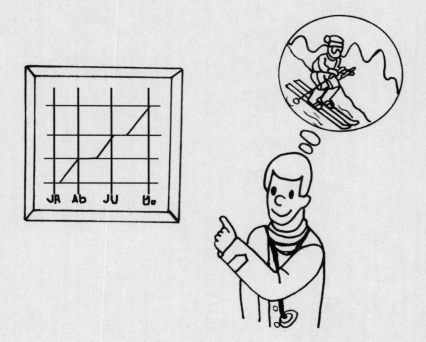

Acompanhe seu progresso pessoal e profissional e reflita sobre ele. Talvez seja possível acelerar.

PREENCHA AO FINAL DE CADA ANO OS QUADROS A SEGUIR E ACOMPANHE O PROGRESSO. REFLITA SOBRE ELE

PROGRESSÃO FINANCEIRA

Ano											
Tempo de formado											
Renda mensal											
Casa própria — valor											
Carro próprio — valor											
Saldo bancário											
Investimentos $											
Saldo + Investimentos											
Dívidas											

PROGRESSÃO FINANCEIRA

Ano										
Tempo de formado										
Renda mensal										
Casa própria — valor										
Carro próprio — valor										
Saldo bancário										
Investimentos $										
Saldo + Investimentos										
Dívidas										

PROGRESSÃO TÉCNICA

Ano										
Tempo de formado										
Residência										
Mestrado										
Doutorado										
Título de especialista										
Número de congresso										
Número de trabalhos										
Chefia de serviços										
Direção										

PROGRESSÃO TÉCNICA										
Ano										
Tempo de formado										
Residência										
Mestrado										
Doutorado										
Título de especialista										
Número de congresso										
Número de trabalhos										
Chefia de serviços										
Direção										

PROGRESSÃO PESSOAL

Ano									
Tempo de formado									
Satisfação pessoal									
Relacionamento no trabalho									
Relacionamento com o cônjugue									
Relacionamento com os filhos									
Relacionamento com os amigos									
Número de viagens									
Grau de felicidade									
Peso									
Pressão arterial									
Colesterol									
Exercícios físicos									
Grau de estresse									
Doenças									

PROGRESSÃO PESSOAL

Ano										
Tempo de formado										
Satisfação pessoal										
Relacionamento no trabalho										
Relacionamento com o cônjugue										
Relacionamento com os filhos										
Relacionamento com os amigos										
Número de viagens										
Grau de felicidade										
Peso										
Pressão arterial										
Colesterol										
Exercícios físicos										
Grau de estresse										
Doenças										

Anexo
Perfil das Especialidades Médicas

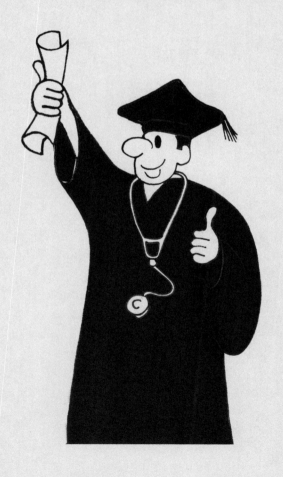

1. ALERGIA E IMUNOLOGIA

Especialidade pouco estressante, não escravizante do ponto de vista de horário de trabalho, que permite um bom rendimento financeiro já que envolve procedimentos como testes e vacinas e cria uma grande dependência da clientela em relação ao médico. Exige pouca habilidade técnica (manual) e pode tornar-se monótona para profissionais muito dinâmicos e inquietos, pela pouca variedade de patologias encontradas no dia a dia do alergista.

2. ANESTESIOLOGIA

A Anestesiologia é uma especialidade que envolve alta responsabilidade, exige habilidade técnica e conhecimentos de fisiologia, farmacologia, cirurgia e controle da dor. É bastante estressante e muito escolhida por profissionais dinâmicos que gostam de correr riscos e que não se incomodam com a grande irregularidade de horários de trabalho e de permanecer várias horas em ambientes fechados, isolados do mundo, além de serem dependentes de outros colegas (os cirurgiões). Precisam saber lidar com egos hipertrofiados destes profissionais, e ao mesmo tempo ficam felizes de não ter que lidar muito intimamente com pacientes e suas queixas. Permite uma remuneração muito boa.

3. CARDIOLOGIA

Especialidade diretamente ligada à alta tecnologia. Exige do profissional bastante estudo, atualização e conhecimentos de fisiopatologia, assim como habilidades manuais que lhe permitam desempenhar os procedimentos inerentes à especialidade como ECG, eco e hemodinâmica. É bastante estressante e não permite uma regularidade de horários, exigindo do profissional uma estrutura psicológica forte para lidar com a morte, com frequência. Do ponto de vista comercial, é uma ótima escolha, pois permite uma boa renda através da execução de diferentes procedimentos em uma clientela de grande dependência do médico. Lida com uma faixa etária de idade avançada, por isso exige carinho e paciência do profissional.

4. CIRURGIA GERAL

A cirurgia geral é uma especialidade em queda, pelo desenvolvimento das subespecialidades cirúrgicas, mas que pode ser reaquecida com o provável breve desenvolvimento no Brasil da cirurgia de trauma e também com o continuo desenvolvimento das técnicas de videolaparoscopia. Exige grande destreza manual, capacidade de rápidas decisões diagnósticas e terapêuticas e bons conhecimentos éticos e legais. Além disso, é uma especialidade estressante, que permite pouco tempo livre ao profissional, dificultando sua vida pessoal e familiar, mas que dá um alto grau de satisfação pessoal e profissional pelos resultados facilmente comprovados, O aumento da clientela depende de um bom relacionamento com outros especialistas, principalmente com clínicos. Alta responsabilidade com regular remuneração.

5. CIRURGIA PLÁSTICA

A mais glamourosa das especialidades médicas, exige muita dedicação profissional e social, pois o aumento da clientela é muito lento. O profissional deve estar envolvido com eventos sociais, ambientes elitizados e ter o número maior possível de relacionamentos extramedicina. Exige grande habilidade manual e artística, profundos conhecimentos de anatomia, fisiologia, patologia e cosmetologia, além de grande capacidade de abstração e criatividade. É uma das profissões de maior prestígio, permitindo boa remuneração a longo prazo. É necessário ter alto nível de sensibilidade para detectar as reais expectativas da clientela.

Apesar da grande regularidade de horário e de permitir bastante tempo livre ao profissional, é uma especialidade estressante pelas expectativas criadas pelos clientes. Aspectos éticos e legais devem ser do conhecimento do cirurgião plástico. A não cobertura dos procedimentos estéticos por parte dos convênios faz com que muitos destes especialistas pratiquem preços populares no início de carreira, o que diminui a remuneração.

6. DERMATOLOGIA

A Dermatologia foi a especialidade que mais mudou de perfil nos últimos anos, em função do desenvolvimento da área de cosmética e da valorização do próprio corpo. Representa uma das melhores especialidades do momento pela tranquilidade do trabalho, pelo baixo grau de estresse profissional envolvido, pela facilidade de regularidade nos horários de trabalho, pela boa remuneração e pela possibilidade de execução de procedimentos pequenos e lucrativos não dependentes dos convênios médicos.

7. DOENÇAS INFECCIOSAS E PARASITÁRIAS

Especialidade que cresceu muito com o aparecimento da AIDS e continua em crescimento com a recente importância que vem sendo dada ao controle da infecção hospitalar e à obrigatoriedade das CCIH nos hospitais. Exige bastante raciocínio, conhecimento acentuado de semiologia e clínica médica e atualização constante em relação ao aparecimento frequente de novos patógenos. É especialidade interessante para aqueles que gostam de pesquisa. Há necessidade de grande relacionamento com outros especialistas. É estressante quando trata de pacientes aidéticos. Permite pouco tempo livre ao profissional, sendo mal remunerada.

8. ENDOCRINOLOGIA

Uma das especialidades em ascensão, do ponto de vista da quantidade de clientes. Ela exige maior intelectualidade e raciocínio lógico, sendo por isso a especialidade mais desejada por todos os estudantes de Medicina em algum momento de sua vida universitária. Bom mercado de trabalho, cria uma grande dependência dos pacientes em relação ao profissional e permite um rápido aumento de clientela em consultório, sendo uma das poucas especialidades que não depende muito dos convênios médicos, principalmente pelo alto grau de fidelidade dos pacientes. A valorização do corpo e a definição atual da magreza como padrão de beleza facilitam a conquista rápida de clientela. Permite uma boa regularidade de horário de trabalho, sendo bem remunerada em nível de consultório.

9. GASTROENTEROLOGIA

O crescente nível de estresse da população, que reflete em rica sintomatologia gastroenterológica, faz desta uma especialidade das mais requisitadas pela clientela. Envolve tecnologia crescente e permite uma série de procedimentos diagnósticos e terapêuticos que cada vez mais serão disputados entre o gastroenterologista e o cirurgião gastrointestinal. Exige habilidades técnicas manuais, bom conhecimento teórico de fisiologia e patologia e, acima de tudo, relacionamento aprimorado com a clientela. Os procedimentos ambulatoriais e a fidelidade dos clientes facilitam o crescimento rápido da clientela e a boa remuneração.

10. GERIATRIA

O aumento da expectativa de vida da população aponta a geriatria como uma especialidade em ascensão, porém ainda pouco desenvolvida em nosso pais, sendo sua potencial clientela ainda atendida na maioria das vezes por médicos de família e clínicos gerais. Lida com problemas médicos múltiplos e concomitantes, o que exige grande capacidade de raciocínio e ampla cultura médica. Os profissionais precisam ser bem estruturados emocionalmente para lidar com a velhice e com as diversas doenças existentes nesta faixa etária, sabendo que um dia eles mesmos estarão em condições semelhantes. É necessário lidar com problemas sociais e econômicos e ser complacente com as manifestações de carência afetiva da clientela. É especialidade que exige paciência por parte do profissional, por exemplo, para escutar a mesma história ser contada dezenas de vezes. A tendência crescente dos Serviços de *Home Care* representa boa oportunidade de desenvolvimento de novos serviços. E possível uma boa regularidade de horário de trabalho. Ainda é uma especialidade de pouca clientela e mal remunerada.

11. GINECOLOGIA E OBSTETRÍCIA

Especialidade que envolve profundo relacionamento com os pacientes. Abrange grande diversidade de áreas como pré-natal, prevenção do câncer ginecológico e de mama, endocrinologia, contracepção, infertilidade e cirurgia videolaparoscópica. O aspecto mais negativo é a grande irregularidade de horários e o pouco tempo livre para o profissional, o que torna a especialidade estressante, fazendo com que muitos médicos desta especialidade, com o passar do tempo, diminuam a carga de trabalho destinada à obstetrícia, permanecendo apenas com pacientes de ginecologia. Cria excessiva dependência da clientela em relação ao profissional. Mercado estável sem riscos de diminuição. Bem remunerada

12. MEDICINA DE EMERGÊNCIA

Especialidade ainda pouco desenvolvida no Brasil, sendo exercida na maioria dos casos por médicos recém-formados e em fase de especialização em outras áreas, que trabalham em serviços de emergência até terminarem sua formação em outras especialidades. Mercado de trabalho que tende a aumentar em breve. Exige do profissional agilidade, tomada rápida de decisões diagnósticas e terapêuticas, alto nível de estresse e irregularidade de horários. Destinada a profissionais que gostam de trabalhar com altos níveis de adrenalina circulante. Necessita de boa formação teórico–prática em fisiologia cardiorrespiratória, ressuscitação, procedimentos cirúrgicos. É difícil o desenvolvimento como profissional liberal e a remuneração não é boa.

13. MEDICINA DE FAMÍLIA

Uma das especialidades mais importantes, porém das menos prestigiadas, tanto pela população quanto pela classe médica. Lida com aspectos emocionais, sociais, multidisciplinares, e exige um grande envolvimento com as familias, sendo necessário alto grau de paciência e grande carga horária de trabalho, inclusive fora do horário comercial. É uma das especialidades que vêm sendo mais afetadas pelos sistemas de *managed care*. Pode representar um mercado de trabalho em ascensão, de acordo com a política de saúde do pais. É mal remunerada, apesar de exigir dos profissionais uma cultura médica ampla, que permita a resolução da maior parte dos problemas médicos.

14. MEDICINA DO ADOLESCENTE

A Medicina do adolescente, que lida com clientes entre 10 e 20 anos de idade, é considerada por muitos uma subespecialidade da pediatria e exigirá do profissional uma cabeça aberta para se relacionar com jovens e com suas famílias, tendo necessidade de abordar temas como desenvolvimento social, psicológico, esportes, doenças sexualmente transmissiveis, métodos contraceptivos e drogas.

A especialidade permite bom tempo livre ao profissional, sendo relativamente pouco estressante e bastante dinâmica. Aspectos negativos são a baixa remuneração e o ainda pouco prestígio junto à classe médica.

15. MEDICINA INTERNA

Especialidade pouco valorizada devido à ascensão das subespecialidades clínicas, embora exista uma tendência à valorização dos médicos generalistas, principalmente pelos planos de saúde e pelo sistema *managed care*. Exige conhecimentos em várias áreas da Medicina e constante atualização. Permite um relacionamento forte com pacientes e famílias e exige acentuada interação com outros especialistas. Lida com grande variedade de patologias. É estressante na medida em que exige a tomada de decisões diagnósticas e terapêuticas. Permite pouco tempo livre aos profissionais. Mal remunerada.

Funciona como a segunda especialidade de grande parte dos especialistas, o que torna o mercado muito concorrido.

16. NEFROLOGIA

Especialidade estressante que lida com muitos doentes crônicos, alguns terminais e, portanto, exigindo que o especialista tenha facilidade de lidar com a morte. Exige relacionamento intenso com pacientes e famílias.

Inclui pouca regularidade de horários e pouco tempo livre para o profissional. Cria grande dependência dos pacientes em relação ao médico. É necessária boa base de conhecimentos fisiopatologicos e metabólicos.

Especialidade que tende ao crescimento com o aumento dos números de transplantes. Em geral, é mal remunerada, exceto para os profissionais que executam procedimentos como a hemodiálise.

17. NEUROCIRURGIA

Especialidade de alta responsabilidade e risco para o médico e que exige grande habilidade manual e técnica. Altamente estressante, proporciona horário de trabalho bastante irregular, com muito pouco tempo livre para o próprio profissional e sua família. Especialidade muito valorizada, e em franco desenvolvimento com as novas tecnologias terapêuticas para acidentes vasculares cerebrais. Também de papel importante na área de Medicina do trauma, mercado de trabalho em expansão para um futuro próximo. É especialidade para pessoas determinadas, com facilidade de tomar decisões, exigindo, no entanto, muita paciência no ato cirúrgico. Muito bem remunerada a longo prazo.

18. NEUROLOGIA

Especialidade que lida com grande variedade de patologias e exige raciocínio apurado e bons conhecimentos de neuroanatomia e neurofisiologia. Proporciona uma grande interação com pacientes e familiares. Área crescente de desenvolvimento tecnológico, permitindo cada vez mais procedimentos invasivos como cateterismos, o que gera um ponto de interseção e conflito com outras especialidades como neurorradiologia intervencionista e neurocirurgia. Clientela em grande crescimento, com o aumento da expectativa de vida da população. Especialidade de baixo nível de estresse para o profissional, permitindo uma razoável regularidade no horário de trabalho. A remuneração é ruim no momento, tendendo a aumentar à medida que evoluir para procedimentos intervencionistas.

19. OFTALMOLOGIA

Especialidade de alta tecnologia, com constante aparecimento de novos equipamentos, facilitando a precisão do trabalho médico. Baixo nível de estresse para o profissional, permitindo uma grande regularidade de horários e bastante tempo livre. Envolve vários procedimentos diagnósticos e terapêuticos. o que torna a especialidade muito bem remunerada. Exige alto grau de investimento em aparelhagens e habilidades manuais para cirurgias com utilização de microscopia. Cria pequeno envolvimento com pacientes, embora haja uma fidelidade destes em relação aos profissionais. Uma das melhores especialidades no momento.

20. ONCO-HEMATOLOGIA

Especialidade que deve ser destinada a profissionais de estrutura pessoal muito sólida, já que lida com várias doenças malignas e constantemente com a morte. É necessário uma grande facilidade na abordagem psicológica dos pacientes. Exige conhecimentos específicos de biologia celular, laboratório, bioquímica e imunologia, sendo, portanto, uma atividade que solicita o aprimoramento constante do médico. Exige também um relacionamento intenso com o paciente e com sua família. É altamente estressante para o profissional e permite pouca disponibilidade de tempo livre, assim como uma acentuada irregularidade de horário de trabalho. Inclui procedimentos, embora não exija muita habilidade manual. Cria uma fidelidade da clientela e, pela gravidade dos pacientes, ainda é uma especialidade que pode depender menos dos convênios médicos. É bem remunerada.

21. ORTOPEDIA

Excelente mercado de trabalho, envolvendo diferentes áreas, como esportes, trauma, reabilitação, deformidades congênitas e vícios posturais, o que faz com que haja grande potencial de incremento rápido da clientela.

Permite vários procedimentos, como imobilizações e cirurgias, tornando a especialidade bem remunerada.

A especialidade vem crescendo muito na área de tecnologia com o aparecimento de novas técnicas e desenvolvimento de novos materiais de prótese. Exige habilidades manuais. E especialidade que exige irregularidade dos horários de trabalho, pouco tempo livre e portanto estressante para o profissional.

22. OTORRINOLARINGOLOGIA

Especialidade tranquila, com boa regularidade de horários, bastante tempo livre para o profissional, baixo nível de estresse, bem remunerada, permitindo atuação clínica e cirúrgica eletiva na maioria das vezes. Lida com um pequeno número de patologias. Exige habilidades manuais pelas cirurgias delicadas com o uso de microscópios.

Clientela cresce rapidamente principalmente na faixas etárias pediátrica e geriátrica. A área de detecção de deficiências auditivas em escolas e indústrias está em franco desenvolvimento, melhorando ainda mais o mercado de trabalho. Não exige relacionamento muito grande com a clientela, não criando dependência em relação ao profissional.

23. PEDIATRIA

Especialidade que envolve relacionamento intenso e até obsessivo com familiares, havendo necessidade de se abordar aspectos físicos, emocionais, sociais e educacionais. Exige conhecimentos de prevenção, controle de infecções, nutrição e abrange grande diversidade de patologias. Irregularidade de horários, excesso de telefonemas de familiares dos pacientes e baixa remuneração são os aspectos negativos da especialidade, o que gera um grande nível de estresse. A tendência atual dos pediatras é enveredarem pelas subespecialidades, mantendo a pediatria geral como segunda opção. Por seus aspectos negativos, é uma especialidade cada vez menos procurada e a maior parte dos profissionais está insatisfeita com sua escolha. Exige muita paciência do profissional para lidar com os familiares dos pacientes. Pediatras são frequentemente solicitados a participar de eventos comunitários e projetos de saúde educacional para entidades governamentais.

24. PNEUMOLOGIA

Especialidade que exige grandes conhecimentos de fisiologia e lida principalmente com pacientes crônicos e de idade avançada ou, no outro extremo, divide a clientela pediátrica com o alergista. Muitos pneumologistas trabalham em unidades de terapia intensiva. Exige irregularidade de horários, pouco tempo livre e lida com muitos pacientes de mau prognóstico, o que gera estresse no profissional.

Necessita de atualização científica constante e é mal remunerada, exceto quando o profissional realiza também os procedimentos de avaliação de função pulmonar. O mercado de medicina desportiva pode ser interessante para o pneumologista, em relação à avaliação funcional de atletas.

25. PROCTOLOGIA

A Proctologia ou cirurgia colorretal vem crescendo de importância nos últimos anos, mostrando-se uma excelente especialidade pelo aumento das patologias incluídas nesta área. Representa uma das subespecialidades menos estressantes da cirurgia pelo número pequeno de situações emergenciais, permitindo uma organização adequada de horário de trabalho e tempo livre suficiente para o profissional dedicar a si mesmo e à sua família. As atividades podem ser bem distribuídas entre consultório, endoscopias e cirurgias de uma forma ordenada, o que permite uma boa remuneração ao profissional. O proctologista lida com um número relativamente pequeno de patologias, necessita de um longo período de formação profissional e a especialidade exige habilidades cirúrgicas.

26. PSIQUIATRIA

Especialidade que exige do profissional uma abordagem holística, porque vários aspectos do ser humano repercutem no lado psicológico. Envolve um relacionamento intimo com pacientes e familiares. Exige criatividade e conhecimentos de biologia, bioquímica e farmacologia no dia a dia do profissional. O estigma relativo ao paciente psiquiátrico e ao próprio profissional psiquiatra é um aspecto negativo da especialidade. A formação do profissional é demorada, o aumento da clientela é lento, mas a especialidade acaba sendo bem remunerada a longo prazo, principalmente porque não depende de convênios médicos. Os pacientes dependentes de drogas representam um mercado de trabalho crescente.

Permite uma boa regularidade de horários, bastante tempo livre, sendo pouco estressante para o profissional.

27. RADIOLOGIA

A radiologia cresceu muito como especialidade médica nos últimos anos em função do grande desenvolvimento de nova aparelhagem na área de imagens e da crescente importância da radiologia intervencionista. Especialidade tranquila, de boa regularidade de horários de trabalho, bastante tempo livre para o profissional e pouco estresssante, e que além de tudo permite uma muito boa remuneração.

28. UROLOGIA

A urologia é uma das melhores especialidades do momento e vem crescendo de importância a partir do desenvolvimento da área de tratamento da disfunção erétil, representando este um segmento excelente do ponto de vista comercial.

Especialidade que envolve procedimentos cirúrgicos, muitos realizados de forma eletiva, o que permite ao profissional uma boa qualidade de vida.

O aumento da expectativa de vida da população e a popularização da importância da detecção e tratamento precoce do câncer de próstata melhoram ainda mais as perspectivas desta especialidade.

Casos Especiais Podem Acontecer com Você

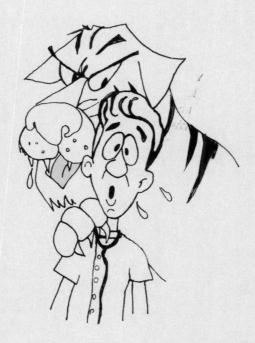

OBS.: Os casos descritos a seguir são reais, os nomes evidentemente fictícios.

29

Não temos o objetivo de ferir a ética, muito menos quebrar o sigilo médico, mas julgamos que estas experiências sejam importantes para situar o jovem ou futuro médico dentro da realidade do dia a dia de um consultório.

Durante quinze anos o consultório médico fez parte diária da minha rotina. Muito boas recordações me trazem aqueles tempos, excelentes relacionamentos foram criados e muitos clientes se transformaram em grandes amigos. Neste período atendemos mais de 30 mil clientes e, é evidente, muitos casos interessantes do ponto de vista de comportamento valeriam a pena ser relatados. Selecionamos alguns que julgamos possam trazer alguma colaboração ao conteúdo e objetivo deste livro.

Alguns casos podem parecer "sinistros", outros simplesmente engraçados.

Como já foi citado neste livro, o médico trabalha sob regime de grande estresse, e o pediatra é um dos especialistas mais submetidos a isso. Depois de alguns anos, aprendi a criar mecanismos de autoproteção contra este estresse e passei a acreditar que a melhor forma de fazê-lo é através de uma abordagem bem-humorada das situações estressantes. E as "brincadeiras" realizadas com os clientes passaram a ser minha válvula de escape. Evidentemente em nenhum momento pensamos, com estas brincadeiras, desrespeitar o cliente ou sua família ou mesmo menosprezá-los.

CASO I

Um caso de reflexo gastrocólico aumentado

Dona Francisca chegou ao consultório com seu filho Romualdo, recém-nascido de 10 dias de vida, queixando-se de que a criança estava com diarreia. Após constatar pela anamnese e exame físico que o recém-nascido estava sendo alimentado exclusivamente com leite materno, que ganhava peso com regularidade e que estava absolutamente ativo, explicamos:

— Dona Francisca, fique tranquila, Romualdo está ótimo, completamente normal.

— E a diarreia, doutor?

— Na verdade não é uma diarreia, é apenas o reflexo gastrocólico que está um pouco aumentado. É normal nesta idade. Toda vez que o leite bate no estômago estimula o intestino e a criança tem vontade de evacuar. Fique tranquila.

— Mas isso é normal, doutor?

— Sim, absolutamente normal. Fique tranquila.

— Mas tem certeza, doutor? Eu estou preocupada.

— Não fique preocupada, isso acontece na maioria das crianças alimentadas ao seio. Veja como ele está ativo. Nota dez para ele. Pode ficar tranquila.

Dona Francisca aparentemente ficou convencida e despediu-se.

No mesmo dia à noite na minha casa, telefone tocando, como ocorria com frequência todas as noites.

— Boa noite, quem está falando?

— É dona Francisca, mãe do Romualdo, doutor.

— Ah... como vai, dona Francisca?

— Olha, doutor, Romualdinho continua com diarreia, estou muito preocupada, o senhor não acha melhor vir fazer uma consulta aqui em casa?

Depois de algumas perguntas sobre o estado geral da criança:

— Fique tranquila, dona Francisca, isso não é bem uma diarreia, é o reflexo gastrocólico que está aumentado, o leite quando bate no estômago estimula a criança e ela evacua. Isso é normal. Fique tranquila.

— Mas doutor, tem certeza?

— Tenho absoluta certeza. Pode ficar tranquila, ele está ótimo.

No dia seguinte no consultório, a secretária:

— Doutor, a dona Francisca, mãe do Romualdo já telefonou cinco vezes, diz que precisa falar com o senhor com urgência.

No intervalo entre duas consultas, retornei a ligação:

— Como vai, dona Francisca? E o Romualdinho como está?

— Doutor, ele continua com diarreia, não sei mais o que faço.

— Não precisa fazer nada, dona Francisca, ele está normal, isso não é diarreia, é o reflexo gastrocólico que está aumentado. É normal, quando o leite bate no estômago, estimula e dá vontade dele evacuar. Como ele está só no peito, não precisa se preocupar que o leite materno protege o neném contra as diarreias.

— Mas tem certeza, doutor?

— Sim, fique tranquila.

Os telefonemas de dona Francisca se repetiram vários dias e noites e minha resposta era sempre a mesma: —...É só o reflexo gastrocólico que está aumentado...

Na semana seguinte quem aparece no consultório, sem mesmo marcar consulta? Dona Francisca;

— Doutor, meu filho continua com diarreia, estou desesperada...

Depois de examinar completamente o recém-nascido e constatar que ele estava ótimo:

— Dona Francisca, fique tranquila, seu filho está se alimentando só no seio e quando se alimenta só no seio não ficamos preocupados com diarreia, pois o leite materno protege o bebê; é apenas o reflexo gastrocólico aumentado. Mas para a sra. ficar mais tranquila e ter certeza de que está tudo bem, vamos fazer o seguinte:

— A sra. vai deixar o Romualdinho sem fralda e toda vez que ele mamar e evacuar a senhora vai medir a distância do bumbum até onde for a ponta do esguicho das fezes.

Dona Francisca escutava atentamente o que eu explicava e questionou logo:

— Mas, doutor, meço a distância do bumbum ou do buraquinho? (ela se referia ao ânus).

— Do buraquinho, dona Francisca — afirmei com seriedade.

— E daí, doutor?

— Daí, se a distância for menor que 1 metro, a sra. fica tranquila que é só mesmo o reflexo gastrocólico que está aumentado. Mas presta atenção, se a distância for maior que 1 metro, a sra. me liga logo, a qualquer hora... imediatamente.

Dona Francisca saiu satisfeita em ver que alguma providência estava sendo tomada e durante quatro semanas não telefonou mais.

Fiquei até preocupado que dona Francisca não tivesse gostado daquela minha estratégia divertida para não me estressar com seus telefonemas tão frequentes e desnecessários.

Mas que nada. No dia certo da próxima consulta lá estava dona Francisca e Romualdinho esbanjando saúde.

A consulta transcorreu normalmente, mas não me contive e perguntei:

— Dona Francisca, e a diarreia do Romualdo, como está?

Ela respondeu com a maior tranquilidade:

— Olha, doutor, está ótimo, continua borrando tudo, suja o chão todo, mas deixo sem fralda e meço todas as vezes, nunca deu mais de 1 metro.

Mantive a seriedade, fiquei feliz que dona Francisca estava tranquila, não se estressou mais, e acima de tudo não estressou mais o pediatra.

Continuo achando que o bom humor pode ser uma grande válvula de escape para o médico fugir de situações de estresse, normais no seu dia a dia.

Sempre gostei de terminar as afirmações com um "fique tranquila", pois acho que de tudo que se fala para uma mãe, uma grande parte se perde e assim algumas frases de efeito vão acabar sendo absorvidas e ficando na memória delas.

CASO II

Meu filho não é uma belezinha, doutor?

Dona Eulália foi ao consultório pela primeira vez levando, toda orgulhosa, seu filho Fábio, de 5 meses de idade.

Mesmo no colo da mãe, Fábio já chamava atenção, muito ativo, mas impressionantemente feio.

Como todo pediatra que adora crianças, sempre tive muito carinho com meus clientes, mas isso não me impedia de ser realista e observar que apesar da maioria das crianças serem bonitas, havia algumas que eram feias. Isso também não me incomodava, pois aprendi que o conteúdo das pessoas é mais importante que a sua aparência física e que a simpatia que algumas pessoas desenvolvem superam sua aparência física tornando-as até mesmo "bonitas".

Mas ao mesmo tempo, meus princípios morais sempre me impeliram a ser bastante sincero com a clientela, principalmente com relação às doenças e aos seus prognósticos.

Bem... a feiura de Fábio chamava muito atenção, mas não me incomodava. No entanto, me senti acuado quando, durante a consulta, dona Eulália mandou a seguinte pérola de pergunta:

— Doutor, meu filho não é uma gracinha? Uma belezinha?

Pensei, rapidamente: belezinha e feiura são antônimos, mas gracinha e feiura não o são, e respondi prontamente:

— Claro, Fábio é uma gracinha, estou impressionado.

Dona Eulália pareceu um pouco surpresa. Não sei se no fundo ela também achava Fábio feio, muito feio, e perguntou:

— Impressionado com o quê, doutor?

— Impressionado como ele é esperto... olha como tem um olhar de vivacidade... acho que esse menino vai ser muito bagunceiro quando crescer...

Senti o alívio e a felicidade no semblante de dona Eulália.

E mais uma lição aprendi neste dia no consultório: todas as pessoas têm sempre alguma coisa de bom. Elogie o que achar de bom e simplesmente evite comentar o que houver de ruim.

E, lembre-se, quando um cliente seu for feio e quiser elogiá-lo, não diga que ele é bonitinho, diga que ele é muito esperto.

Mas quando você tiver um filho e for ao consultório do pediatra, se ele disser que seu filho é esperto, nem sempre ele está querendo dizer que seu filho é feio.

CASO III
Pôster da criança no consultório

Dona Albertina era cliente assídua do consultório levando sua filha Fernandinha mensalmente para as consultas. Como toda mãe, era muito orgulhosa de sua filha e dos próprios cuidados que tinha com a menina, que realmente ia muito bem.

Fernanda mamava somente no seio, aumentava bem de peso e já sorria muito aos 3 meses de idade. Feliz com os elogios que eu lhe fazia pelos cuidados bem feitos, dona Albertina resolveu me presentear com um pôster enorme da Fernandinha e orgulhosa foi logo dizendo:

— Doutor, trouxe um pôster lindo para o senhor colocar na parede do consultório. E completou: Como exemplo de criança bem cuidada pela mãe e pelo pediatra...

Ela mesmo foi logo pedindo à secretária para tirar um quadro com motivos infantis que havia no consultório e colocar o pôster da filha.

Sem graça, dona Arlete, a secretária, foi logo substituindo o quadro anterior.

Embora a decoração do consultório tenha ficado prejudicada, acabamos deixando o pôster no local para agradar dona Albertina.

Aconteceu que todos os clientes ao entrarem, perguntavam: — É sua filha, doutor?

Quando eu respondia que era uma cliente, as outras mães ficavam um pouco enciumadas, mas gostavam da ideia e logo avisavam: "ah... vou trazer também um pôster do meu filho."

Na quarta ou quinta afirmação: "ah...vou trazer também um pôster do meu filho..." já antevíamos a confusão que poderia ser causada.

Até que começaram a chegar os pôsteres de clientes, todos para serem pendurados na sala. Eu e dona Arlete não sabíamos o que fazer, pois ficaria horrível muitos pôsteres na parede, ia ficar parecendo mais uma exposição de quadros do que uma sala de consultas médicas.

Até que dona Arlete teve uma brilhante ideia:

— Vamos colocar apenas uma foto de cada vez e sempre que a criança chegar para consulta, colocamos o pôster dela na parede. Assim, ficamos com um armário cheio de pôsteres e Dona Arlete se encarregava de trocá-los de acordo com a agenda.

Claro que depois de algum tempo começou a confusão. Dona Arlete se embaralhava e colocava o pôster errado, e as decepções e reclamações foram muitas.

Resultado: voltamos o quadro infantil, aposentamos os pôsteres, dissemos para as mães que havia dado cupim neles e que dava azar para a crianças terem seus quadros devorados por cupins e simplesmente passamos a fazer um mural na sala de espera com fotos (pequenas) de todas as crianças cujas mães traziam fotografias.

CASO IV

O adolescente representante de laboratório

Rodrigo era cliente do consultório desde 3 anos de idade e agora havia completado 16 anos, desenvolveu-se muito e estava com 1,80 m de altura. Forte, sem dúvida destoava da clientela quando ia à consulta, pois a maioria era de clientes com menos de 1 ano de idade.

Como fazia um tratamento para acne, precisava ir com certa frequência às consultas, mas via-se claramente que Rodrigo ficava pouco à vontade na sala de espera, pois sentia-se completamente desenturmado com o restante da clientela e com as conversas sobre cuidados com bebês que eram comuns na recepção.

A secretária, que era uma pessoa de percepção incrível, havia notado isso e me comunicado. Quando Rodrigo veio na consulta seguinte, depois de terminar a prescrição e orientação da receita, indaguei:

— E aí, Rodrigo? Dona Arlete diz que você tá ficando meio chateado na sala de espera, o que é?

Como cliente antigo e perfeitamente à vontade com o pediatra, que nessas ocasiões eles veem mais como amigos e conselheiros do que como médicos, Rodrigo foi logo dizendo:

— Doutor, vou logo escancarar: fico bolado, sim. Sou o único adulto lá... só tem papo de neném, fraldinha... sopinha... febrinha... cocozinho mole... cocozinho duro... não dá, né? E pior que ainda sempre me perguntam o que tou fazendo ali.

Mas ele sabia que precisava continuar indo ao consultório pois a acne é uma calamidade na cabeça dos adolescentes e ele queria ficar bom daquilo. Então Rodrigo mesmo foi quem teve a feliz ideia:

— Já sei, doutor... Agora vou dizer que sou representante de laboratório, não vou dizer mais que sou cliente.

Gostei da ideia, ficamos combinados e passei a informação para dona Arlete, a secretária.

Todos os meses lá ia Rodrigo sem marcar consulta e levando uma pastinha de executivo, fingindo que era representante de laboratório.

Depois de algum tempo como a clientela de adolescentes foi aumentando passamos a reservar um horário especial para este tipo de cliente e assim evitávamos o constrangimento na sala de espera. Nestes horários, as revistas da sala de espera eram trocadas, o canal de televisão era outro e os adolescentes se sentiam muito mais à vontade para conversarem entre si, principalmente porque iam à consulta sozinhos sem os pais.

CASO V

Bagulho, muito bagulho, doutor...

Bruno também era daqueles clientes antigos que mesmo depois de adulto jovem preferia ir ao consultório do pediatra em vez de procurar um clínico, pois ali se sentia mais à vontade para conversar sobre seus problemas, médicos ou não médicos.

Assim, pelo menos uma vez por ano ia ao consultório para uma revisão geral.

Agora estava com 23 anos e no último ano da faculdade de Direito.

Depois da análise das queixas, da avaliação dos exames laboratoriais levados, do exame físico e das orientações de rotina sobre cuidados gerais com a saúde, fazia parte da consulta o diagnóstico de adaptação social do cliente e assim algumas perguntas básicas eram feitas, como:

— E aí, Bruno, como está indo na faculdade?

— Como está a relação com seus amigos?

— E em casa, com está a relação com seus pais?

— Como vai com as meninas? Firme com a namorada? Ou na guerra?

— Sobre sexo, alguma coisa pra me perguntar? Tá usando camisinha?

— Bolado (o pediatra precisa usar a linguagem adequada a uma perfeita comunicação com seus clientes) com alguma coisa?

— E drogas, Bruno? Rola muito lá na faculdade?

Esta é uma pergunta fundamental na consulta do adolescente, mas que precisa ser colocada no momento certo e sempre depois que já foi conquistada a confiança do cliente para ele ter certeza de que você não vai comentar nada sobre a consulta com seus pais.

Bruno, apesar de ser bastante tímido, parecia bem confortável na conversa e foi bem espontâneo na resposta:

— Rola sim, mas estou fora dessa... só bagulho, doutor, bagulho pra cacete... Tenho fumado dois a três baseados por dia...

E continuou:

— Mas agora estou ficando bolado, porque minha mãe está na pressão. Eu prefiro fumar no meu quarto porque não quero me expor de fumar em qualquer lugar, mas minha mãe fica até cheirando pelo buraco da fechadura para saber se estou fumando.

Completou:

— Já separei vários artigos da Internet sobre a maconha e passei para ela para ver que não faz tão mal assim, mas ela continua na pressão.

Minha abordagem nestas situações sempre foi de fugir do confronto e não aterrorizar (que era exatamente o que a mãe de Bruno estava fazendo).

Dentre outras coisas expliquei ao Bruno os riscos de ele como advogado ser pego portando maconha, o que representaria uma possível prisão e complicação para a carreira dele, que a liberação social que ele achava que a maconha lhe dava também poderia ser conseguida de outras formas, com algumas estratégias de como virar "cara de pau", transformar-se em guerreiro...

Expliquei também que o melhor caminho era ir diminuindo aos poucos e principalmente evitar que o contato com a maconha fosse o degrau inicial para um contato com outras drogas mais pesadas.

Nunca se sabe exatamente a reação dos adolescentes a essa abordagem, mas com Bruno a resposta foi muito boa e seis meses depois ele voltou ao consultório com a seguinte conversa:

— Doutor, tenho uma notícia boa. Virei guerreiro de verdade, agora chego em todas (se referia às mulheres) nas festas... e sem maconha nem nada...

CASO VI

Dorme aqui, doutor, pelo amor de Deus

Nilton e Sara eram marinheiros de primeira viagem. O pré-natal de Sara havia sido cercado de cuidados por Nilton e por toda a família, era o primeiro filho, o primeiro neto, o primeiro sobrinho e fruto de um casamento de apenas um ano, mas de um namoro de 10 anos. Portanto, um bebê altamente cobiçado e fadado a um grande dengo por parte de toda a família.

O quarto do neném já estava preparado desde o primeiro mês de gravidez, o enxoval estava completo e suficiente para quíntuplos, embora a gravidez fosse única, o carrinho do bebê já estava comprado assim como até o andador que a criança só iria usar quando estivesse com seus 10-11 meses de idade. Até mesmo consulta pré-natal com o pediatra já havia sido feita por duas vezes.

E aí, nasceu Cilene, uma menina muito saudável, com 3.200g, absolutamente perfeita.

Fiz a assistência pediátrica na sala de parto, visitei e examinei o recém-nascido todos os dias no berçário e finalmente dei alta para a Cilene com toda a orientação necessária.

Nunca demorei tanto para dar uma alta a um recém-nascido, porque os pais queriam saber todos os mínimos detalhes com relação aos cuidados com a criança. Expliquei a mesma coisa várias vezes: como dar o seio, fazer o curativo no umbigo, dar o banho, trocar as fraldas, o que fazer em caso de cólicas, como observar o xixi, o cocô, como esterilizar os objetos do bebê, o que a mãe podia comer, o que ela não deveria comer para não passar pelo leite, como deveria vestir o recém-nascido...

A cada explicação desta, dona Sara indagava:

— Dá pra repetir, doutor...

E eu repetia. E depois era o sr. Nilton:

— Eu não entendi muito bem como se passa o Hipoglós, pode esclarecer, doutor?

Com toda a paciência terminei dizendo: — Fiquem tranquilos, qualquer coisa me liguem.

Não deu outra, no mesmo dia à noite o sr. Nilton ligou desesperado: — Doutor, a Cilene não para de chorar, vem aqui em casa pelo amor de Deus, acho que ela está muito mal...

Ainda tentei acalmá-lo e tirar mais informações para fazer o diagnóstico, mas nada, o sr. Nilton estava realmente desesperado:

— Doutor vem logo, vem correndo, a Cilene não está bem...

Não adiantou. Lá fui eu às 11 horas da noite para a casa de Nilton e Sara.

Examinei a Cilene. Ela estava chorando, com a fralda molhada e cheia de fezes. Após trocá-la, ficou calma e adormeceu. Após uma hora tranquilizando o casal e repetindo todas as explicações que já havia dado no momento da alta hospitalar, levantei-me para sair, quando olhei para o Nilton e a Sara e observei que estavam transtornados.

— O senhor vai embora, doutor? Pelo amor de Deus, fique aqui, doutor, não sabemos cuidar do neném, vai ser uma loucura esta noite.

Retruquei:

— Fiquem tranquilos, não há a menor necessidade de eu continuar aqui, olha como ela está dormindo tranquila...

— Não, doutor, fique aqui pelo amor de Deus. E se ela começar a chorar, o que vamos fazer?

E continuou:

— Fique aqui, somente esta noite, temos um quarto de hóspedes, ou o senhor pode até ficar no quarto do bebê, este sofá é bem confortável.

E eu repetia:

— Fiquem tranquilos, não tem a menor necessidade, a Cilene está ótima...

— Fica doutor, fica pelo amor de Deus...

Saí de lá quase às 2 horas da manhã e só depois de ter prometido arranjar uma enfermagem particular para cuidar da Cilene no dia seguinte.

CASO VII

O que eu faço com o umbigo dela, doutor?

A vida de um pediatra que exerça atividades de consultório nem sempre é tão agradável. As mães muitas vezes esquecem que "pediatra também é gente" e para elas simplesmente não há horário ruim.

A qualquer hora do dia ou da noite telefonam para a casa do pediatra com a maior naturalidade, fazendo perguntas não apenas simples, mas realmente tolas.

É preciso que você seja muito tolerante e aprenda a lidar com isso sem deixar se irritar com estas besteiras de mãe. É claro que você pode deixar seu telefone desligado todas as noites ou imprimir no receituário o endereço de algum serviço de emergência para a criança ser levada em situações de dúvidas, mas como também está ansioso por ver sua clientela crescer, o mais provável é que você seja um pediatra facilmente alcançável como a maioria das mães deseja.

Continuo achando que a melhor maneira de encarar tudo isso é levar sempre pelo lado do bom humor, assim você vai acabar aprendendo a se divertir com estas situações, que, sem dúvida, podem ser geradoras de estresse para a maioria dos pediatras.

Ressalto que as "zoações" feitas com alguns clientes em nenhum momento refletem alguma tentativa de humilhar os clientes, mas são sim uma maneira bem humorada de lidar com problemas e proteger suas próprias coronárias.

Bem... dona Célia, com 40 anos, acabara de ganhar sua primeira filha depois de um longo tratamento para infertilidade.

Era assim uma gravidez muito esperada e desejada e, mais do que o normal, a mãe cercava o bebê de todos os mimos possíveis.

Sueli nasceu cheia de saúde, com 3.350g. Acompanhei-a no momento do parto, que transcorreu sem intercorrências, assim como também foi sua permanência de três dias no berçário. Como de praxe, toda a orientação foi dada no momento da alta com relação aos cuidados necessários com o recém-nascido.

Tratando-se de uma mãe relativamente idosa para o primeiro filho, dona Célia era um pouco ansiosa e insegura e telefonava para o consultório três a quatro vezes por dia, além de mais umas duas vezes todas as noites.

As dúvidas de dona Célia eram as mais simples possíveis:

— Sueli sempre mama 20 minutos no peito, nesta mamada mamou apenas 17 minutos, o senhor acha que é normal?

— Ih... doutor, ela já espirrou duas vezes hoje, será que está ficando resfriada?

— Sueli tá fazendo muita careta, será que está com cólicas?

— Doutor, Sueli dormiu quase quatro horas seguidas depois da última mamada, será que tem algum problema? Não quis nem acordar para mamar, tenho medo que ela fique desnutrida, o que o senhor acha?

— Doutor, estou preocupada que ela já está com 4 dias de vida e o umbigo ainda não caiu...

A minha resposta era sempre a mesma:

— Fique tranquila, dona Célia, tudo isso é normal, Sueli está ótima de saúde...

Até que uma noite, ou melhor, uma madrugada, liga dona Célia lá pelas 4 horas, muito ansiosa:

— Doutor, o senhor nem imagina o que aconteceu...

— Diga, dona Célia, respondi ainda com sono.

— Acabou de cair o umbigo dela, o que faço?

Pensei: 4 horas da manhã, ligar só por isso? Ninguém merece! Mas respondi com a maior calma:

— Fique tranquila, dona Célia, é normal, como eu já havia lhe dito, o umbigo cair nessa idade. Não precisa fazer nada com ela.

— O problema não é esse, doutor. Preciso saber é o que faço com o pedaço do umbigo que caiu. Jogo fora, guardo ou levo pro senhor ver?

Pensei rápido: se não tiver uma saída bem humorada vou acabar ficando irritado com uma cliente que me liga às 4 horas da manhã para saber o que fazer com o umbigo da filha.

Então respondi logo:

— Dona Célia, presta atenção: a senhora precisa enterrar o umbigo da Sueli embaixo de uma roseira para que Sueli cresça muito formosa, como uma rosa. Mas olha, precisa ser logo, não pode deixar passar muito tempo, só pode ser até às 7 horas da manhã, não perca tempo.

— Tá bom, doutor, vou fazer isso agora mesmo e desligou rapidamente o telefone.

Voltei a dormir sorrindo e na semana seguinte lá foram dona Célia e Sueli ao consultório. Perguntei logo:

— E o umbigo dela?

Dona Célia respondeu:

— Poxa, doutor, foi a maior dificuldade para achar uma roseira naquela hora da madrugada, mas acabei achando, enterrei bem fundo; eram quase 7 horas quando terminei.

CASO VIII

Febre alta na madrugada

Dona Joana era psicóloga, completamente "alternativa". Até falava baixinho com Daniel, seu filho de 5 anos, para não traumatizá-lo, como dizia ela.

Na primeira consulta já apareceu no consultório levando o mapa astral do filho que dizia que ele seria um grande homem, muito inteligente e sensível.

O quarto de Daniel era decorado seguindo os princípios do feng shui e da cromoterapia e todos os dias dona Joana fazia com Daniel uma sessão de shantala (massagem oriental especial para crianças).

Vegetariana convicta, afirmava que só usava produtos orgânicos e lavava as saladas quase duas horas seguidas para "descontaminá-las". Carne vermelha nem pensar...

Arroz, só integral, balas, doces ou refrigerantes eram palavras proibidas na sua casa. Para ela cheeseburger e Coca-Cola eram pecados mortais, o que deixava Daniel babando quando via outras crianças se deliciando com estes produtos...

Completamente "natureba", Joana era totalmente contra qualquer tipo de remédio que fosse prescrito para seu filho. Até vitaminas ela se recusava a utilizar.

A água que Daniel bebia era filtrada e fervida duas vezes seguidas, e, para completar, dona Joana gostava de dar umas bolinhas de homeopatia para aumentar a resistência do filho, segundo ela.

Como o menino era muito saudável, os exageros de dona Joana não me incomodavam e ela seguia certinho todas as minhas orientações, desde que não ferissem seus conceitos de "equilíbrio com a natureza".

Particularmente, nunca fui contra o uso da homeopatia por meus clientes, até mesmo porque vivenciei vários casos de pacientes que pararam totalmente de desenvolver crises de alergia respiratória com o uso da homeopatia.

Assim, quando as mães me perguntavam sobre este tipo de tratamento, eu sempre afirmava:

— Claro que a senhora pode usar homeopatia, desde que nos casos mais sérios não deixe de seguir minhas recomendações ou minhas prescrições...

E assim, sempre convivi bem com essas terapias alternativas.

Num dia desses, às 3 horas da madrugada, toca o telefone. Era dona Joana e o seguinte diálogo se desenrolou:

— Doutor, Daniel está com febre alta, mais de 39°, o que faço?

— O que mais ele apresenta? Como está o estado geral dele?

— Ele tá muito caidinho, doutor.

— Mas desde quando ele está com esta febre?

— Já tem quatro dias, doutor... estou preocupada.

— Mas quatro dias, por que a senhora não me telefonou antes?

— Achei que o senhor ia mandar eu dar algum remédio pra ele, o senhor sabe como sou contra remédios, né? Por isso não telefonei.

— Então, a senhora não está dando nenhum remédio pra ele?

— Olha, doutor, tô dando só os remédios da homeopatia.

— Mas quatro dias, dona Joana? Por que esperou tanto?

— O senhor sabe, né? Remédio da homeopatia demora a fazer efeito, faz efeito devagar, por isso fui esperando, esperando...

Fiquei meio revoltado, pois a mãe no seu exagero natureba estava prejudicando a criança e desabafei:

— Dona Joana, já que a senhora esperou tantos dias... pelo menos deixa amanhecer e me liga lá pelas 8 horas da manhã.

Senti que dona Joana ficou meio sem graça e desligou o telefone.

No mesmo dia Daniel foi levado ao consultório e começou a tomar antibiótico para a amigdalite que apresentava.

CASO IX

Um pai e duas esposas

Numa das muitas "assistências pediátricas em sala de parto" que fazíamos, tivemos oportunidade de prestar assistência a Jorgette, um bebê muito saudável e bonito.

Seus pais, Paulo Jorge e Camila, formavam um casal muito simpático, aparentemente em perfeita sintonia e de excelente relacionamento conjugal. Ao sairmos do Centro Obstétrico para dar a notícia do parto, encontramos um grupo de mais de 20 pessoas entre amigos e familiares, todos muito felizes.

Camila e Paulo Jorge passaram a ir regularmente ao consultório levando Jorgette, que desenvolvia muito bem; ela já estava agora com seis meses e o casal se mostrava bastante feliz, pois Jorgette, além de sorrir muito, já estava ficando sentada sozinha e nascera o primeiro dentinho.

No término de um dia de consultas, apareceu Paulo Jorge, sem Camila e sem Jorgette, dizendo que precisava conversar comigo.

— Dr. Mário, temos trazido Jorgette sempre aqui, estamos muito satisfeitos com seu atendimento e estamos felizes porque o senhor foi a pessoa que ajudou Jorgette a nascer, é muito carinhoso com ela e confiamos totalmente no seu trabalho.

Não entendi muito a razão dos elogios, mas agradeci meio sem graça:

— Muito obrigado, fico feliz com sua confiança, mas não faço mais do que minha obrigação como pediatra.

— Não é só isso, doutor, o senhor é muito especial para nós e confiamos muito, muito mesmo no senhor.

— Bondade sua, seu Paulo...

— Doutor, pediatra pra mim, só mesmo o senhor, não confiaria em nenhum outro.

— Preciso tratar de um assunto particular com o senhor, completou Paulo Jorge.

A essa altura eu estava meio surpreso e até um pouco confuso, pois não estava entendendo bem aquela história toda.

Paulo Jorge continuou:

— Meu filho vai nascer na próxima semana e queria muito que o senhor fosse o pediatra e fizesse o atendimento na sala de parto.

Questionei, na minha pureza (ou ignorância):

— Mas como? Jorgette está apenas com 6 meses.

E seu Paulo envergonhado:

— É, doutor, mas é da minha outra mulher; as duas ficaram grávidas quase na mesma época.

Como profissional tive que aceitar e tudo correu bem com o nascimento do novo bebê de Paulo Jorge, agora com Marlúcia, uma moça muito bonita e também muito simpática. Os dois formavam um belo casal, aparentemente muito felizes e também de um relacionamento conjugal exemplar.

E o quadro se repetiu, ao sair do Centro Obstétrico para dar notícia do parto, lá fora encontrei um grupo enorme de pessoas, mais de 20 amigos e familiares, alguns dos quais eu já conhecera seis meses atrás no nascimento de Jorgette.

A situação era estranha para mim e mais ainda quando numa semana Paulo Jorge ia ao consultório com Camila e Jorgette, demonstrando muita felicidade, e na semana seguinte lá estava ele, todo feliz, acompanhando Marlúcia e Márcia, sua nova filha.

Durante vários meses, dona Arlete, a secretária, fez verdadeiros malabarismos para evitar que as duas se encontrassem no consultório, o que felizmente nunca aconteceu.

CASO X

Meus peitos também estão vesgos doutor...

Dona Estela era uma mulher não muito bonita, mas muito zelosa com seu filho Breno, que por ter sofrido asfixia durante o parto apresentava algumas sequelas neurológicas, dentre elas um estrabismo convergente que incomodava muito a mãe.

Breno, acompanhado por um dos melhores oftalmologistas da cidade, aguardava o momento ideal para ter seu estrabismo corrigido cirurgicamente.

Dona Estela chegava ao consultório sempre muito queixosa. Reclamava sempre do estrabismo do filho e não parecia nem entender que a parte neurológica era mais importante, assim como a fisioterapia.

Apesar de levar Breno constantemente às sessões de fisioterapia e seguir rigorosamente minhas recomendações de pediatra e também as prescrições do neurologista, dona Estela não conseguia ver a excelente recuperação neurológica do filho e estava sempre preocupada com o estrabismo, pois, segundo ela, era o que mais a incomodava na hora de levar o filho para tomar sol na pracinha junto com outras amigas.

Nas consultas, junto com as queixas do estrabismo de Breno, dona Estela também se lamentava muito com relação ao marido. Ela achava que Bernardo estava rejeitando o filho que nascera com problemas e que ele também a estava rejeitando porque acreditava que ela era a culpada do que ocorrera com o neném.

Assumindo o papel de pacificador que o pediatra volta e meia precisa desempenhar, eu tentava convencer dona Estela de que aquilo tudo era uma fantasia dela, que Bernardo, no fundo, também devia gostar muito do filho e que apenas podia estar preocupado e talvez por isso estivesse um pouco mais distante dela.

Mas todas as vezes que olhava para dona Estela, eu ficava com dúvidas sobre o que eu mesmo lhe falava, pois dona Estela, na sua obsessão com Breno, descuidava-se totalmente da própria aparência; sempre descabelada, não usava nenhuma maquiagem, suas roupas estavam sempre desarrumadas; seu aspecto geral era realmente muito ruim. Talvez isso estivesse afugentando seu marido.

Em uma das consultas não me contive e arrisquei interferir, sabendo que podia correr o risco de não agradar dona Estela. Mesmo assim, falei:

— Dona Estela, vamos ter uma conversa especial hoje, tá bom?

Ela me olhava atentamente, prestando atenção até na minha respiração, como muitas mães fazem nas consultas pediátricas.

Continuei: — Dona Estela, infelizmente o Breno nasceu com um problema e estamos todos lutando para melhorar ou minimizá-lo, mas a causa disso já é passado, não foi culpa de ninguém, agora temos é que ver daqui pra frente.

A senhora tem sido uma mãe exemplar, tem se dedicado 100% ao seu filho, tem seguido todas as recomendações médicas, tem levado sempre o Breno ao fisioterapeuta, ao neurologista, ao oftalmologista, em suma está de parabéns pela sua conduta.

E prossegui sem deixar que ela interrompesse:

Só, dona Estela, que está na hora da senhora cuidar um pouco da senhora mesma, sua vida não pode parar somente por causa do seu filho. A senhora precisa levantar o astral, dar uma sacudida na sua própria vida, se enfeitar um pouco, sair com seu marido, voltar a viver. Isso não impede que a senhora continue a dar ao Breno os cuidados de que ele precisa.

Dona Estela ficou meio pensativa e não respondeu nada, foi embora.

Fiquei meio preocupado com a reação dela, que poderia não ter gostado da intromissão em sua vida particular.

Se ela gostou, eu não sei, mas acho que se sentiu sacudida e na consulta seguinte apareceu uma nova dona Estela no consultório, toda arrumada, pintada (até meio exagerada), de salto alto, muito mais alegre e foi logo dizendo:

— Doutor, resolvi me cuidar, já até marquei uma cirurgia plástica para levantar os seios, falou ao mesmo tempo que aparava com as mãos os seios, realmente muito caídos.

Dei a ela os parabéns pela decisão e fiquei pensando feliz em como o pediatra podia interferir positivamente na vida dos pais de seus clientes.

No mês seguinte, dona Estela voltou ao consultório triste e ao mesmo tempo meio revoltada.

— O que foi, dona Estela? A senhora parece estar meio zangada hoje, o que aconteceu? Como foi a sua cirurgia plástica?

— Doutor, maldita a hora que o senhor mandou eu cuidar de mim mesma.

Fiquei apreensivo:

— Mas o que aconteceu?

E ela muito revoltada, respondeu rudemente:

— Vou processar aquele cirurgião. Veja só o que ele fez com meu seio, doutor.

E levantou bruscamente a blusa, apontando para os seios.

— Olha só, doutor, meus seios estão tortos, os mamilos estão apontando um para o outro. E completou furiosamente:

— Meus seios estão vesgos; vesgos que nem meu filho, doutor...

Timidamente e fazendo força para não rir, ainda consegui dizer:

— Quem sabe a senhora não volta lá para ele fazer um retoque... vai ficar bom.

E dona Estela ainda ficou mais meia hora praguejando no consultório e eu acabei desviando o assunto para a saúde do Breno, que era uma conversa mais confortável.

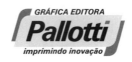

www.graficapallotti.com.br
(51) **3081.0801**